認知症医療・ケアの
フロンティア

Matsushita Masaaki　　Saito Masahiko
松下正明＋齋藤正彦 編著

生存科学叢書

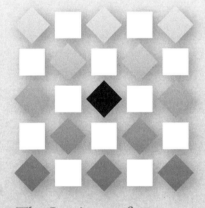

The Institute of
Seizon and Life Sciences

日本評論社

はじめに

　現代社会は，超高齢社会ともいわれる。

　超高齢社会である日本の現状は，総人口が1億2700万人，その28％にあたる3460万の人が65歳以上の高齢者であり，その半数は75歳以上の後期高齢者で，平均寿命は男性が80.9歳，女性87.1歳，100歳以上の高齢者が6万人を超えるなどの数値によって象徴される。以上は2016年の統計によるが，2018年の現在，さらにすべての指標で高値になっていることはすでに速報で明らかにされている。この超高齢社会化の現象は，2040～50年まで年々増強していくと予測されている。

　超高齢者が増加することによって社会構造が変化を受け，様々な事態が生じていることはよく知られているが，その最たる事態は，認知症の人が激増していることであろう。

　高齢者が増加することによって認知症の人もまた激増している状況は世界的にみてもすべての国や地方に共通の現象である。

　その現象の背景にあるものとして，1）高齢者にみる認知症には種々の種類があるが，なかでもいわゆるアルツハイマー型認知症と称されている状態が認知症全体の6割以上を超え，とくに超高齢になると認知症のほとんどを占めてくること，2）アルツハイマー型認知症は加齢とともに等比的に増加していく状態であることから，超高齢社会における認知症の人の激増はアルツハイマー型認知症の人の激増を反映していること，3）アルツハイマー型認知症の脳にみられる病態は正常加齢の人にみられる脳の変化と同一のものであり，ただ，認知症においてはその病態の程度が高度であって，正常加齢とは，いわゆる病理変化の質的差異ではなく，量的差異であること，4）アルツハイマー型認知症にみられる認知機能障害の病像

は超高齢者にみられる認知機能低下の現象と類似しており，両者の鑑別が非常に難しいことが少なくないこと，を挙げることができる。

　高齢者の認知症疾患の大部分を占めるアルツハイマー型認知症は，通常の脳の老化現象（脳の高齢化）と深い関連があると考えることは，アルツハイマー型認知症を高齢者にみられる特殊な病気ととらえるよりも，人間は超高齢になると，必然的に認知機能の低下がみられるようになり，その程度が度を超すと，アルツハイマー型認知症と称される状態に移行すると考えた方が理にかなっているように筆者には思われる。かつて日本では，高齢になると，多くの人が自然のなりゆきとして，老耄，耄碌になるとみなされていたが，まさに，その老耄，耄碌こそが現代でいうアルツハイマー型認知症にほかならないのである。

　したがって，アルツハイマー型認知症の人や超高齢者にみる認知機能障害は脳の老化（脳の高齢化）によるものであるとすれば，脳の高齢化を阻止するという薬物治療は極めて困難だし，ましてや脳の高齢化を予防することも非常に難しいと思わざるをえない。

　しかし，それでもわれわれは，認知症の人や家族の人の困惑や混乱，苦悩や絶望に対応し，その改善に努めていかねばならない。

　では，薬物療法がきわめて困難な現状における認知症対応の中心となるのは何か。

　おそらく，その中心となるのは，認知症の人や家族への社会心理的な対応であり，ひとことで表現すれば，認知症の人のケア・介護であり，また，住まい問題を含め日常生活における様々な生活支援であるだろう。あるいは，医療のなかにおけるケア，ケアのなかにおける医療を通しての，生活支援，法的支援，社会的支援といってもよい。

　本書は，以上のような観点から，現実にきわめてニーズの高い認知症の人への社会心理的対応に関連した最新の論文集である。『認知症医療・ケアのフロンティア』と名づけた所以である。

　故武見太郎元日本医師会長によって，生存の理法を医学のみならず多く

の領域からの多面的研究を通して探求することを目的として創設された財団法人 生存科学研究所（現・公益財団法人 生存科学研究所）は，毎年，研究所自体で行っている自主研究に加え，生存に関連して特定のテーマを設定し，それに基づいて研究を公募して行う研究助成制度を実施しているが，本書に収められた論考は，人間の生存と深いつながりのある高齢者の認知症という現象を取り上げ，「認知症の社会・心理的研究」，「認知症の司法精神医学的研究」のテーマで行われた研究助成の成果を基盤としている。研究の成果はすべて，生存科学研究所の機関誌『生存科学』に掲載されているが，学術誌であるため本誌は一般の目に触れることが少なく，多くの人にその研究の成果を知ってもらいたいという意図で，本書を編むことにした。

　医師，看護師，心理士，社会福祉士，介護師，さらには，弁護士，司法機関の人，行政官など認知症の医療・介護・福祉・後見制度・行政に関わる専門職の方々の認知症対策への真摯な取り組みに，これらの論考がお役にたてば，認知症や家族への対応を深化させたいと心から願っている編者にはこれに過ぎる喜びはない。

　平成30年8月

松下　正明

目　次

はじめに……………松下正明　　iii

第1部　地域在住高齢者の精神医学的状況

第1章　「見守り支援事業」が
ハイリスク高齢者の精神的健康度の維持・向上に寄与する可能性
――情緒的ソーシャルサポートを基盤とした支援 − 被支援関係の構築
……………井藤佳恵／杉山美香／粟田主一　　3
1. はじめに　3　　2. 対象と方法　6　　3. 結果　7　　4. 考察　10
5. 今後に向けて　11

第2章　認知症高齢者の精神的健康度の維持・向上に寄与する要因の検討
……………井藤佳恵／杉山美香／粟田主一　　15
1. はじめに　15　　2. 対象と方法　16　　3. 結果　18　　4. 考察　21

第3章　地域在住高齢者における歯の喪失と認知機能障害との関連
……………岡本　希　　28
1. 背景　28　　2. 方法　29　　3. 結果　30　　4. 考察　33

第2部　認知症ケアと家族

第4章　認知症家族介護者の介護負担感の特徴とその関連要因
――地域包括ケアシステムにおける
　　認知症アセスメントシート（DASC）による検討
……………扇澤史子／岡本一枝／粟田主一　　39
1. 目的　39　　2. 対象と方法　40　　3. 結果　41　　4. 考察　44
5. 結論と今後の課題　46

第5章　認知症家族介護者の介護負担感の特徴とその関連要因2
――認知症アセスメントシート（DASC）とソーシャルサポートに着目した検討
……………扇澤史子／今村陽子／古田　光　　48
1. 背景と目的　48　　2. 対象と方法　49　　3. 結果　51
4. 考察　53　　5. 結論と今後の課題　56

第3部　これからの認知症医療

第6章　認知症の人に対する精神科アウトリーチサービスの検討
………………上野秀樹　61
1. はじめに　61　　2. 認知症の人への精神科アウトリーチサービス　61
3. 認知症の人のための精神科アウトリーチサービスの有効性の検討　65
4. 認知症精神科訪問診療が解決する問題　75
5. 今後の課題　76　　6. ［補論］認知症精神科訪問診療　その後　78

第7章　認知症診断後，空白期間なく本人・家族を支える非薬物療法
　　　　　──もの忘れカフェの様々な取り組み
………………藤本直規／奥村典子　86
1. 研究目的　86　　2. 研究方法　87　　3. 倫理的配慮　87
4. 結果　87　　5. 考察　98　　6. おわりに　101

第8章　認知症の人の「仕事の場」づくりと，障がいをもつ人や社会とつながりをもたない人の社会復帰の場への試み
………………奥村典子／藤本直規　104
1. 研究目的　104　　2. 研究方法　105　　3. 結果　105
4. 考察とまとめ　116

第4部　若年性認知症

第9章　若年性認知症相談支援マニュアル作成のための研究1
………………駒井由起子　121
1. はじめに　121　　2. 方法　122　　3. 結果　122　　4. 考察　131
5. おわりに　133

第10章　若年性認知症相談支援マニュアル作成のための研究2
………………駒井由起子　134
1. はじめに　134　　2. 方法　135　　3. 結果　135
4. 若年性認知症に対する相談支援について　149　　5. おわりに　155

第5部　認知症医療・ケアにおける法的支援

第11章　高齢者の意思能力
──法律的判断と医学的判断の関係
………齋藤正彦　159
1. 問題の背景　159　　2. 研究対象・方法　162　　3. 倫理的配慮　162
4. 結果　163　　5. 事例　163　　6. 考察　170　　7. 結論　172

第12章　成年後見制度における　　　　　　　　　　　　　　　　高齢者の判断能力判定に関する心理学的研究
………松田　修　174
1. 問題と目的　174
2. 実験Ⅰ　階層分析法（AHP）による高齢者の意思決定過程の検討　177
3. 実験Ⅱ　ワーキングメモリ負荷条件における時間的切迫感が判断課題の成績に与える影響　181
4. 結論　187

第13章　高齢者の安全を守る成年後見制度等の活用について
………齋藤正彦　189
1. 成年後見制度の現状　189
2. 精神鑑定，身上監護のあり方に関する家庭裁判所の見解　190
3. 成年後見人による横領事件など　194
4. 不適切な身上監護義務の乱用　195　　5. 考察・結論　200

第14章　認知症高齢者の終末期医療と法律
──延命医療の不開始・中止をめぐって
………町野　朔　202
1. パラダイムの転換　202　　2.「病院で死ぬ」ということ　204
3. 医療としての延命措置の不開始・中止　211
4. 胃ろうと認知症高齢者　218

おわりに………齋藤正彦　223
初出一覧………226
索引………229
著者紹介………235

第1部
生存科学叢書

地域在住高齢者の精神医学的状況

第1章

「見守り支援事業」がハイリスク高齢者の精神的健康度の維持・向上に寄与する可能性

情緒的ソーシャルサポートを基盤とした
支援‐被支援関係の構築

井藤佳恵／杉山美香／粟田主一

1. はじめに

　生活機能が低下した高齢者を把握する介護予防二次予防事業対象者把握事業は，多くの自治体で郵送によるアンケート調査によって行われている。しかしながらこの方法による生活機能調査は，回答未返送者の中の認知症を含むハイリスク高齢者の把握を課題として残す。そこでわれわれは東京都A区において，要介護要支援認定を受けていない65歳以上高齢者を対象とした悉皆の郵送による健康調査の，回答未返送の後期高齢者を対象とした訪問調査を行った。その結果，郵送調査回答未返送の後期高齢者の中に，① CDR ≧ 1 で定義される認知症の出現頻度は 9.8 ～ 18.6%，CDR ≧ 0.5 で定義される認知症疑いを含めるとその出現頻度は 24.4 ～ 30.2% と，高い頻度で認知症／認知症疑いの者が含まれること，②地域に潜在する認知症高齢者は 1 年の経過で高い確率で認知症の臨床ステージが進行していく可能性があること，③地域に潜在する認知症事例では，介入開始後も医療・介護サービスの導入が困難な傾向があることが示唆された[1]。

　2012（平成24）年に発表された「今後の認知症施策の方向性について」（厚生労働省認知症施策検討プロジェクトチーム）[2]では，「認知症になっても本人の意思が尊重され，できる限り住み慣れた地域の良い環境で暮らし続けることができる社会の実現」が基本目標として掲げられ，認知症高齢者が困難事例化する前に地域の中で支援する体制を構築することの重要性が指摘されている。現行の制度下における認知症高齢者の「事例化」は，地域

包括支援センターや行政担当課が近隣住民からの相談・苦情・通報を受ける経路，あるいは以前から関わりのある行政機関；公営住宅の入居者であれば住宅課，生活保護受給者であれば福祉事務所や生活保護課等で，通常のマニュアルに沿った対応では円滑に支援することが難しくなって問題とされる経路等で起こる[3]。このように「事例化」した段階では，課題はある程度大きくなっており，周囲の者がそれを問題にする程度に表面化している。そこには地域社会からの排除や支援機関との関係悪化等，地域での生活を継続することを困難にする外的要因がすでに生じており，事例化した後でいかに速やかに介入したとしても，本質的に事後的な対応しかなしえない。

　事例化する前とは，本人も周囲も現状を問題にしていない段階であり，困難事例化する前に地域の中で支援する体制を構築するためには，潜在認知症高齢者のリスクを評価し，対策を講じていく必要がある。東京都A区において行った訪問調査の結果，介護保険制度の枠組みの中で処遇していくことが難しい高齢者の存在が浮き彫りになり，この一部が困難事例化することが示唆された[4]。自治体の特性にあった介護保険サービス外の高齢者支援体制が必要であるとの認識から，同区では2013（平成25）年度より自治体独自の高齢者支援事業として「見守り支援事業」が立ち上げられた。

　見守り支援事業とは，ハイリスク高齢者を対象とした訪問型相談事業であり，自治体が区内の訪問看護ステーションに事業委託する形で運営される。本事業の対象となるハイリスク高齢者とは困難事例化のリスクが高い高齢者を指し，先に述べた郵送による健康調査の回答未返送後期高齢者を対象とした訪問調査から，社会的困難を抱える者，例えば以下のようなプロフィールをもつ者を本事業の対象者として抽出している；

①客観的には認知症医療・介護サービスのニーズが生じつつあるが，これらの導入を期待できる家族介護者が不在で，外からの働きかけが必要な者（認認介護に移行しつつある老老介護世帯等）。

②今現在，調査対象者である高齢者本人が配偶者・親・子の介護者であ

る者。とくに多重介護世帯や高齢化した親が精神疾患をもつ子の介護者である世帯で，介護負担が重く，介護うつや虐待のリスクが高いと考えられる者。

③被介護者の入所や他界により，それまでに被介護者を介してつながっていた支援者との関わりを失い社会的に孤立している介護者で，認知症を含む心身の健康のリスクを抱えている者。

認知症高齢者困難事例という観点に立てば，困難事象は困難事例化のずっと以前から世帯に内包されているのであり[3]，そこに認知症が加わることによって課題が表面化するに過ぎない。したがって，困難事例化する前に困難事象を把握し，そこにアプローチすることができれば，困難事例化を回避しうると考える。

これまでの研究から，高齢者のメンタルヘルスの向上のためには安定した住まいを確保し（居住支援），そこに在宅サービス（生活支援）と適切な医療サービス（ヘルスケアサービス）を提供することが有効である可能性があり，その基盤として「困ったら相談できる顔なじみの関係」（情緒的ソーシャルサポート）が必要であることが示唆されている[1,5]。見守り支援事業は「困ったときには相談できる顔なじみの関係」つまり情緒的ソーシャルサポートを提供することをまず第一の目的とする。介入・支援困難の背景には，本人と支援者が支援ニーズを共有することの困難さがあることから，本事業によって「互いを知りあう」プロセスを創出し，生活の中の課題や困難を本人が対象化できるよう働きかけ，対象化された課題を在宅サービス等の社会資源の形に変換して提供することが有効なサービス利用の助けとなりうる。

本研究では，こういった情緒的ソーシャルサポートを基盤とした支援－被支援関係の構築がハイリスク高齢者の精神的健康度に与える影響を検討した。精神的健康度は，QOL（Quality of Life）に極めて近い概念と考えられ，高齢者のQOL概念を提唱したLawtonは「精神的健康度とは，主観的QOLであり，それはQOLの中心的な要素である」[6]そして，「精神的健康度はメンタルヘルスの重要な指標である」[7]と述べている。

2．対象と方法

　対象者の抽出を図1に示す。まず，2012（平成24），2013（平成25）年度に郵送による健康調査を行った。郵送調査の対象者は①A区に在住する65歳以上高齢者で，②高齢者施設に入所しておらず，③要介護要支援認定を受けていない者である。次に，各年度の郵送調査回答未返送者のうち，75歳以上高齢者を対象として訪問調査を行った。訪問調査では，訪問看護師による聞き取りによるアンケート調査と，Mini Mental State Examination（MMSE），精神科医によるClinical Dementia Rating（CDR）評価を実施した。調査では対象者の認知機能，生活機能，精神的健康，身体的健康，社会的状況等，本人および世帯に潜在するリスク因子，リスクレベルを総合的に評価した。訪問調査対象者から抽出された困難事例化の高いハイリスク高齢者を抽出し，見守り支援事業対象者とした。

　主観的情緒的ソーシャルサポートは「困ったときの相談相手がいますか」「体の具合が悪いときの相談相手がいますか」の2項目について「はい」「いいえ」で回答を求め，「はい」を1点，「いいえ」を0点として合計点を算出した（0～2点）。この2項目は，WHO-5と併せて用いた時に地域在住高齢者の自殺念慮を予測することが明らかになっている[8]。

　精神的健康度の測度には日本語版WHO-5簡易版（simplified Japanese version of the WHO-Five Well-being Index；S-WHO-5-J）を用いた。WHO-5は国際的に広く用いられている精神的健康度の総合評価尺度で，日本語版WHO-5は粟田らにより信頼性，妥当性が確認されている[8,9]。質問は，「1. 明るく，楽しい気分で過ごした」，「2. 落ち着いた，リラックスした気分で過ごした」，「3. 意欲的で，活動的に過ごした」，「4. ぐっすりと休め，気持ちよくめざめた」，「5. 日常生活の中に，興味のあることがたくさんあった」の5項目からなり，それぞれについて最近2週間の状態を「いつも」から「まったくない」の6件法で評価する。ポジティブクエスチョンのみで構成される簡便な測度であり，一般住民を対象として施行する際にも心理的抵抗が少ない[10]ことが日本語版WHO-5の特徴である。日本語版WHO-5簡易版は，さらに簡便に精神的健康度を評価することを目的に稲

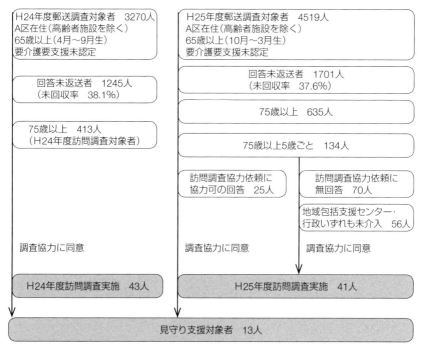

図1　対象者の抽出

垣らが開発したもので[11]，WHO-5の五つの項目のそれぞれについて4件法で評価するものである（5〜20点）。

3．結果

　2012（平成24），2013（平成25）年度の訪問調査から抽出された見守り支援事業対象者は13人で，このうち9人が今回の訪問調査の実施に同意した。同事業の対象となった者の精神的健康度は，向上した者が3人，維持されたものが3人，低下した者が3人であった（表1）。主観的情緒的ソーシャルサポートは，精神的健康度が向上した3人の全員で増えていた。

　精神的健康度が向上していたケースでは，同事業を通じて介護保険サービスが導入され介護負担が軽減されたこと，同事業の対象者となったことをきっかけに家族が本人の認知機能低下に気づき関わりが密になったこと，

表1　見守り支援事業対象者の1年予後

No	初回WHO-5	今回WHO-5	精神的健康度	初回主観的情緒的ソーシャルサポート	今回主観的情緒的ソーシャル	初回CDR	今回CDR	CDR進展
1	10	16	向上	0	2	0.5	0.5	なし
2	9	11	向上	0	1	0.5	0.5	なし
3	13	15	向上	0	2	0	0	なし
4	8	8	維持	0	2	0.5	0.5	なし
5	14	14	維持	2	2	0	0.5	あり
6	14	14	維持	2	2	0.5	0.5	なし
7	16	11	低下	2	2	0.5	1	あり
8	14	12	低下	2	2	0.5	1	あり
9	15	12	低下	2	2	1	1	なし

注）WHO-5；日本語版WHO-5簡易版　simplified version of World Health Organization-Five（WHO-5）Well-being Index（5〜20点），CDR；Clinical Dementia Rating
　　主観的情緒的ソーシャルサポートは「困ったときの相談相手がいますか」「体の具合が悪いときの相談相手がいますか」の2項目について「はい」「いいえ」で回答を求め、「はい」を1点として合計点を算出した（0〜2点）

初回調査以降に受けた介護認定	利用している介護保険サービス	概要
要支援2	なし	独居。認知症を抱える妻の介護者。認知症の妻の介護と家事一切を本人がひとりで引き受けており,介護負担,介護負担感ともに非常に大きい一方で,サービス利用に対する本人および介護者の心理的抵抗が大きかった。介護負担が過剰なハイリスクケースと判断し,見守り支援対象とした。在宅サービスを導入しながら施設入所申し込みをし,その後,妻が入所。残された夫も身体的健康,認知機能が低下しており,認知症のリスクに加え社会的孤立のリスクを抱えているにも関わらず,それまであった支援者とのつながりが切れてしまう。夫に対する支援が途切れることを避けるため,妻の入所後も見守り支援を継続している。
なし		独居。生活機能障害が生じ始めているが,サービス導入に対する心理的抵抗が大きく,将来的には支援困難事例になるリスクが高いと判断して見守り支援事業の対象とした。本事業の対象者となったことがきっかけとなり,息子が月の半分ほど本人宅に泊まるようになり,本人も息子による生活支援を受け入れている。
なし		独居。親戚がなく,高齢になってから区内に転入したため地縁も稀薄。寂しさや将来に対する不安が大きかった。社会的孤立に対するアプローチを目的に見守り支援事業の対象とした。本人が望んでいた地縁の強化を,区内の事業への参加という形で実現することを目標としたが,本人がすでに参加している他地区のアクティビティーの日程と調整がつかず見送られた。見守り支援事業という区の事業につながっていることが本人の安心感につながっている可能性がある。
なし		夫婦世帯。妻が本人の認知機能および生活機能の低下に苛立ちきつくあたる様子があり,本人に軽度抑うつ状態が認められた。閉じこもり傾向も認められたため,対人交流の機会提供のため見守り支援事業の対象とした。1年の経過で妻の認知機能が低下した印象があり(MCIレベル),攻撃性が減し,本人の抑うつ傾向は軽快。とくに夜間に妻の不安が高まることが増えているようだが夫は対処できず,緊急受診を求めることが増えてきている。世帯全体としてはリスクレベルは上がっており,サービス利用につながるよう,情報提供を含め,見守り支援を継続している。
要支援1	ヘルパー	独居。一人暮らしの寂しさや不安があり,漠然としたサービス利用の希望があったが,どのようなサービスが本人の生活に合っているのか対象化することが難しく実際のサービス利用につながっていなかった。本人のニーズを対象化する過程を共有することを目的に見守り支援事業対象者とした。ヘルパーを導入し,必要な生活支援が得られることと共に,定期的に人が訪問することが本人の安心感につながっている。
要支援1	なし	夫婦世帯。夫は重度視覚障害。妻は心疾患で入退院を繰り返している。夫婦のどちらかの健康状態の悪化により,もう一方の生活も立ち行かなくなるリスクを抱えているため,平時からのサービス利用につなぐことを目的に見守り支援事業の対象とした。夫婦ともに介護保険サービスを使えるよう介護保険を申請したが,妻の病状が安定していることもあって現在までのところ,サービス利用にはつながっていない。
要介護1	なし	非高齢世帯(高齢夫婦と娘)。娘は就労しており介護には関わらない。老老介護世帯であるが夫の介護能力が高く,サービス未利用であった。夫の健康状態の変化により介護者不在の状態になることが予想されることから,平時からのサービス利用につなげることを目的に見守り支援事業の対象とした。ところがサービス導入が実現できる前に夫が転倒し骨折,2か月の入院のあと要介護状態となり退院した。突然,家族介護者不在の状況になったため,在宅支援について検討中。
要支援2	なし	独居。長く息子と二人暮らしであったが,数年前に息子が結婚して独居となった。息子の嫁は本人の物盗られ妄想の対象になっており関係不良。サービス利用拒否のため息子が毎日本人宅に通い,昼前から夕方まで一緒に過ごしている。息子の介護負担感が増大しているためサービス利用につなげることを目的に見守り支援事業の対象とした。デイサービス利用につながった時期もあったが,この1年は本人が入退院を繰り返すようになりサービス利用中断。最近は夜間せん妄のため不安が高じて息子に対応を求めることが多くなっており,現形態の生活の維持が困難になってきている。
なし		独居。生活支援が必要であるがサービス利用拒否のため,ケースワークを目的に見守り支援事業の対象とした。生活費の引き出しも困難になっていることが把握されたため,権利擁護事業につなぐ必要があると判断し行政担当課に引き継いだ。

ならびに，見守り支援のための定期的な訪問そのものが精神的健康度の向上に影響を与えたと考えられる。

精神的健康度が低下していた3人はいずれも介護保険サービスの利用がなかったが，在宅介護をひとりで担っていた主たる介護者が下肢の骨折により要介護状態となったため家族介護力が大幅に低下したこと，認知症の進行によりサービスを利用しないまま在宅生活を維持することが困難になってきていることが，精神的健康度の低下に影響を与えたと考えられる。

4. 考察

在宅介護は，介護力の高い介護者が家にいることによって支えられている一面がある。それはかつての日本型家族の在りように近く，望ましい家族の姿ととらえる価値観もあろう。実際，こういった世帯に接したときに，多くの支援者が「よい家族がいてよかった」と安心し，積極的なアプローチの対象から除外する。しかし家族環境は決して強固に固定されたものではなく，きっかけさえあれば簡単に変化するものである。ありふれた理由，先に挙げたケースでいえば，子が結婚し，実家を出て自分の家庭をもつこと（ケース8），あるいは配偶者介護者が健康を害すること（ケース7）により，家族環境は変化する。他地区他事業の対象者を考えても，配偶者介護者の脳卒中や，転倒による骨折は，「健康な介護者」によって支えられている介護環境を，ある日突然，一変させる。健康な者はそういった突然の変化にも対応することができるが，認知症高齢者は，起こった変化を受容し，新しい生活環境に適応してゆくことが非常に困難なことが多い。生活環境が家族の事情によって変わることは不可避であり，したがって，認知症高齢者がそこから受ける変化を最小限に抑えるための備えが必要である。よって，こういった世帯を見て「よい家族がいてよかった」と安心するのではなく，視点を変えれば，家族介護者の介護能力の高さ，あるいは介護者と被介護者の密着した関係が，介護保険サービスをはじめとした社会資源導入の阻害因子になっていることに気づき，介護サービス等の導入に向けたゆるやかなアプローチを行うことが必要と考える。

また，介護を終えた高齢者に対する支援についても考える必要がある。被介護者の施設入所や他界によって配偶者介護者がひとり残される場合（ケース１）や，同胞の介護を終えた高齢者が残される場合がある。それまでにあった介護者と支援者とのつながりは，被介護者を介して成り立つものであったために，被介護者が不在になればこのつながりは断たれる。残された介護者もまた高齢であり，身体的健康，認知症のリスクを抱え，さらに，介護を終えることで社会的孤立のリスクをも加わったといえる。「健康な介護者」とみなされていた彼らをすくい上げる制度は現状では不足しており，介護を終えて残された高齢者に対する支援が途切れないような支援体制の構築が必要である。

　さらに，今回の調査対象者の中には含まれなかったが，子の世代，孫の世代が介護者であって，家計を被介護者の年金に依存している場合，被介護者の他界によって失われるものは支援者とのつながりにとどまらない。介護を終えたときに経済的基盤，さらには相続のあとには家さえも失くすことが予測される30～50代の介護者が増えてきている。彼らは自治体の高齢担当課の管轄ではないが，診断がつく疾患をもっているわけではないため医療支援の枠にもはまらず，地区担当保健師の関わりも望めない。一度も正規雇用のルートに乗らないまま40代，50代を迎えた彼らが就労支援の枠組みのなかで成果を出していくことも現実には難しい。この層に対する社会資源は著しく不足しており，介護者という立場にある彼らと関わりをもった支援者が，介護を終えた彼らの今後を考えるところにまで関わる必要性を感じる。

5．今後に向けて

　これまでの研究から，地域在住高齢者においては，より高齢であること[12]，要介護要支援認定を受けていること[1]，認知機能が低下すること[13]が，精神的健康度の不良に関連することが明らかになっている。また，郵送調査回答未返送の後期高齢者を対象とした訪問調査の結果から，この集団は認知症や様々な社会的リスク要因をもつハイリスク集団であることが明ら

かにされている[4]。見守り支援事業対象は，訪問調査対象者のなかでもとりわけリスクの高い者を抽出してその対象としている。本事業の対象者の精神的健康度が概ね維持・向上していたこと，とくに，事業を通じて主観的情緒的ソーシャルサポートが増えた対象者の精神的健康度が向上していたことは，本事業の有用性を示すものであると考えられる。

　見守り支援は1回の訪問調査で行うアセスメントに基づいて対象者を抽出するため，見守り支援事業を開始した後で，当初予測したよりも実際のリスクが低いケース，高いケースともにある。ケース9のような，当初の予測よりもリスクレベルが高く，自治体担当課に引き継ぐ必要があったケースの引継ぎは，速やかに行われている。現行の体制の中の課題はむしろ，本事業対象者の中で比較的低リスクの者の処遇である。現在，見守り支援対象者となってから6か月ごとに，自治体が見守り支援継続の必要性を判断する体制をとっている。「リスクはあるが，しばらくは現在のレベルにとどまりそうである（リスクが切迫していない）」との理由で見守り支援終了の判断になる場合は，いずれかの機関，標準的には地域包括支援センターに引き継ぐことになっている。しかしながら，そもそも地域包括支援センターが通常扱うケースよりも，現時点で表面化しているリスクが低く，支援ニーズが明確に抽出できないケースを見守り支援事業対象者にしているのであるから，リスクレベルの変動がないことを理由に見守り支援終了の判断となった者を地域包括支援センターに引き継ぐ経路は論理的に矛盾しており，適当とはいい難い。潜在的なリスクを抱えているが，支援ニーズが抽出できない高齢者を，どのような資源で支えうるのか，再度検討すべきである。かつての民生委員の活動などにあたる，地域レベルの見守りを高齢者支援システムのなかに取り込んでいくことが考えられるだろう。

参考文献

1. 井藤佳恵：郵送による生活機能調査回答未返送の後期高齢者を対象とした訪問調査（会議録）．老年精神医学雑誌 24（増刊Ⅱ）：244, 2013.
2. 厚生労働省：「今後の認知症施策の方向性について」．http://www.mhlw.go.jp/

stf/shingi/2r9852000002fv2e-att/2r9852000002fv5j.pdf（2018年6月アクセス）.
3. 井藤佳恵，多田満美子，櫻井千絵，原美由紀，水澤佑太，山田志保ほか：地域において困難事例化する認知症高齢者が抱える困難事象の特徴—認知症ステージによる検討．老年精神医学雑誌 24: 1047-1061, 2013.
4. 井藤佳恵，稲垣宏樹，杉山美香，粟田主一：郵送調査回答未返送の後期高齢者に対する訪問調査—大都市における潜在認知症高齢者の実態把握．老年精神医学雑誌 26: 55-66, 2015.
5. Ito K., Morikawa S., Okamura T., Shimokado K., Awata S.: Factors associated with mental well-being of homeless people in Japan. *Psychiatry Clin Neurosci* 68: 145-153, 2014.
6. Lawton M.P.: Environment and other determinants of well-being in older people. *Gerontologist* 23: 349-357, 1983.
7. Lawton M.P.: Quality of life in Alzheimer disease. *Alzheimer Dis Assoc Disord* 8 (Suppl 3): 138-150, 1994.
8. Awata S., Bech P., Koizumi Y., Seki T., Kuriyama S., Hozawa A. et al.: Validity and utility of the Japanese version of the WHO-Five Well-Being Index in the context of detecting suicidal ideation in elderly community residents. *Int Psychogeriatr* 19: 77-88, 2007.
9. Awata S., Bech P., Yoshida S., Hirai M., Suzuki S., Yamashita M. et al.: Reliability and validity of the Japanese version of the World Health Organization-Five Well-Being Index in the context of detecting depression in diabetic patients. *Psychiatry Clin Neurosci* 61: 112-119, 2007.
10. Bech P., Olsen L.R.: Measuring well-being rather than the absence of distress symptoms: A comparison of the SF-36 Mental Health subscale and the WHO-Five Well-Being Scale. *Int J Methods Psychiatr Res* 12: 85-91, 2003.
11. 稲垣宏樹，井藤佳恵，佐久間尚子，杉山美香，岡村毅，粟田主一：WHO-5 精神健康状態表簡易版（S-WHO-5-J）の作成およびその信頼性・妥当性の検討．日本公衆衛生学雑誌 60: 294-301, 2013.
12. 岩佐一，稲垣宏樹，吉田祐子，増井幸恵，鈴木隆雄，吉田英世，粟田主一：地域在住高齢者における日本語版「WHO-5 精神的健康状態表」（WHO-5-J）の標準化．老年社会科学 36: 330-339, 2014.

13. 井藤佳恵, 佐久間尚子, 伊集院睦雄, 稲垣宏樹, 宇良千秋, 宮前史子, 杉山美香, 岡村毅, 新川祐利, 粟田主一, 松下正明：地域在住高齢者の精神的健康度と認知機能低下の関連. 生存科学 25: 173-185, 2014.

第2章

認知症高齢者の精神的健康度の維持・向上に寄与する要因の検討

井藤佳恵／杉山美香／粟田主一

1. はじめに

　認知症を抱え要介護状態にある人のメンタルヘルスを考えるとき，単に疾病や障害の有無のみを取り上げて論じることは適当ではない。メンタルヘルスについて，World Health Organization（WHO）は「メンタルヘルスとは well-being な状態，すなわちその状態にあって個々人が自分の能力に気づき，通常のストレスに対処でき，生産的に働き，自分が属するコミュニティーに貢献することができる状態」と定義している。認知症高齢者のメンタルヘルスを疾患や障害の有無に限定することなくとらえようとするときに，mental well-being という指標を用いることは非常に有用であると考える。Mental well-being：精神的健康度は，QOL に極めて近い概念と考えられる。高齢者の QOL 概念を提唱した Lawton は，精神的健康度とは主観的 QOL であり，QOL の中心的な要素である[1]。また，精神的健康度はメンタルヘルスの重要な指標である[2]と述べている。

　これまでの研究から，地域在住高齢者においては，より高齢であること[3]，要介護要支援認定を受けていること[4]，認知機能が低下すること[5]が，精神的健康度の不良に関連することが明らかになっている。本研究では，認知症が進行し要介護状態が進行しても精神的健康度を維持・向上させるためにどういった背景因子が作用しうるのか検討した。

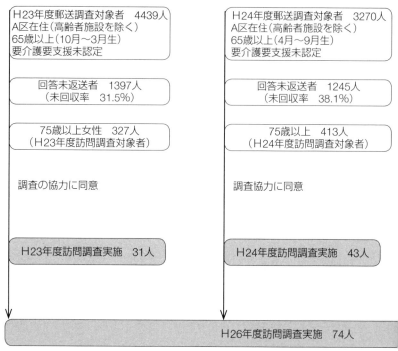

図1 対象者の抽出

2. 対象と方法

　対象者の抽出を図1に示す。2011（平成23），2012（平成24），2013（平成25）年度に，東京都A区において，①東京都A区に在住する65歳以上高齢者で，②高齢者施設に入所しておらず，③要介護要支援認定を受けていない者を対象とする，郵送による悉皆の健康調査を行った。次に，郵送調査回答未返送者のうち，75歳以上高齢者を対象とした訪問調査を実施した。2014（平成26）年度には2011，2012，2013年度の訪問調査対象者のうち，実際に訪問調査を実施した115人を対象とした訪問調査を実施した。

　訪問調査では，訪問看護師による聞き取りによるアンケート調査と，Mini Mental State Examination（MMSE），精神科医によるClinical Dementia Rating（CDR）評価を行った。アンケート調査に観察法を併せ，

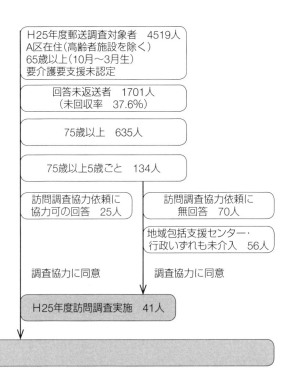

　対象者の認知機能，生活機能，精神的健康，身体的健康，社会的状況等，本人および世帯に潜在するリスク因子とリスクレベルを総合的に評価した。主観的ソーシャルサポートについて，主観的情緒的ソーシャルサポートに関する2項目：「困ったときの相談相手がいますか」「体の具合が悪いときの相談相手がいますか」と，主観的手段的ソーシャルサポートに関する3項目：「具合が悪いときに病院に連れて行ってくれる人がいますか」「寝込んだとき身の回りの世話をしてくれる人はいますか」「家事などの日常生活を援助してくれる人がいますか」の，合計5項目について「はい」「いいえ」で回答を求め，「はい」を1点，「いいえ」を0点として合計点を算出した（0～5点）。情緒的ソーシャルサポートに関する2項目は，WHO-5と併せて用いた時に地域在住高齢者の自殺念慮を予測することが明らかになっている[6]。

精神的健康度の測度には日本語版WHO-5簡易版（simplified Japanese version of the WHO-Five Well-being Index；S-WHO-5-J）を用いた。WHO-5は国際的に広く用いられている精神的健康度の総合評価尺度で，日本語版WHO-5は粟田らにより信頼性，妥当性が確認されている[7)8)]。質問は，「1. 明るく，楽しい気分で過ごした」，「2. 落ち着いた，リラックスした気分で過ごした」，「3. 意欲的で，活動的に過ごした」，「4. ぐっすりと休め，気持ちよくめざめた」，「5. 日常生活の中に，興味のあることがたくさんあった」の5項目からなり，それぞれについて最近2週間の状態を「いつも」から「まったくない」の6件法で評価する。ポジティブクエスチョンのみで構成される簡便な測度であり，一般住民を対象として施行する際にも心理的抵抗が少ないことが日本語版WHO-5の特徴である[9)]。日本語版WHO-5簡易版は，精神的健康度をさらに簡便に評価することを目的に稲垣らが開発したもので[10)]，WHO-5の五つの項目のそれぞれについて4件法で評価する。

分析対象は下記A①，②のいずれかまたは両方を満たし，かつBを満たす者とした。
A. ①前回調査から今回調査までの間に要介護要支援認定を受けた
②前回調査から今回調査までにCDRが進展した
B. 精神的健康度が維持または向上している

調査期間は2014（平成26）年10月1日～同年12月28日とし，介入が必要な場合にはその方向性について検討の上，自治体担当課に申し送りを行った。

3. 結果
(1) 対象者の基本属性
過去3年の訪問調査を受けた115人から死亡・転出者を除く109人に調査協力依頼状を発送し，69人から回答を得た（回収率60.6％）。調査協力依頼に回答がなかった対象者には電話による協力依頼を重ねて行い，最終

表1　調査実施対象者の基本属性

性別	男性 25人 女性 49人		
年齢	平均年齢±標準偏差＝82.9±5.2歳　中央値81.0歳		
世帯形態	独居 26人 高齢夫婦世帯 25人 非高齢世帯 23人	日中独居	17人
婚姻状況	既婚，現在配偶者あり 32人 死別，離婚 34人 未婚 8人	現在独身	42人

表2　初回調査後の介護認定級

介護認定	要支援1	要支援2	要介護1	要介護2	要介護3	要介護4	要介護5	合計
（人）	9	4	7	2	1	1	0	24

注）H23～25年の訪問調査は要介護要支援認定を受けていない者を対象としているため，初回調査年時（名簿抽出時点）は全員，介護認定を受けていなかった。

表3　今回CDRと初回CDRのクロス表

		初回CDR			合計 （人）
		0	0.5	1	
今回CDR	0	36	1	0	37
	0.5	13	6	0	19
	1	5	2	5	12
	2	1	1	4	6
合計		55	10	9	74

的に調査協力に同意が得られた74人に対して訪問調査を実施した（訪問調査実施率63.5％）。対象者の基本属性を表1に示す。男女比は男性25人，女性49人，平均年齢は82.9±5.2歳であった。独居・高齢夫婦世帯・非高齢世帯はほぼ同数ずつであった。89.2％の者に結婚歴があるが，うち死別・離別体験を有する者が51.5％であり，現在独身の者が56.8％を占めた。

調査を実施できた群とできなかった群との比較では，初回調査時から今回の調査までにCDRが進展している者ほど（$\chi^2=4.61$, $p=0.202$），MMSEの得点が低いほど（$t=-2.10$, $p=0.038$）今回の調査が実施できなかった傾向にあり，また実施できなかった群の方が介護保険を申請している頻度が低かった。

(2) 認知症の臨床ステージと要介護状態の進展

今回訪問調査を実施した74人はいずれも初回調査時には要介護要支援認定を受けていなかった。A①初回調査から今回調査までの間に要介護要支援認定を受けた者が24人（表2），A②初回調査から今回調査までにCDRが進展した者が26人（表3），A①または②のいずれかまたは両方に該当する者は34人であった。このうちWHO-5の得点が維持または向上している者は22人であった（表4）。

(3) 認知症の臨床ステージの進展，要介護状態の進行があっても精神的健康度が維持・向上している者の特徴

初回調査から今回調査までの間に認知症の臨床ステージの進展や要介護状態の進行があり，精神的健康度が維持または向上している者を背景因子によってカテゴリー化したところ，以下の4類型に分類された。

Ⅰ．社会資源を有効に活用している群
　①介護負担の軽減（本人が介護者）
　　この群では，介護保険サービス等の社会資源の活用により配偶者介護者である本人の介護負担が軽減されていた。主観的ソーシャルサポートが増えていた。
　②世話をされる者への役割転換の受容（本人が被介護者）
　　この群では，かつて配偶者や子の介護者であった者が認知症を抱え，介護される側になっていた。「世話をする者」から「世話をされる者」への役割転換を本人が受容しており，介護保険サービス等の社会資源が，速やかかつ有効に活用されていた。

Ⅱ．社会資源の利用はないが，自分のソーシャルネットワークをもっている群
　　この群はサービス利用には消極的であったが，訪問調査の受け入れは極めて良好で，人と情緒的な関係をもつことができる，あるいは地域活動への参加や家業の手伝いによろこびを感じ，地域社会や家庭のなかに自分の居場所があると感じていた。

Ⅲ．家族の世話をする役割を担っている群（本人が介護者）
　　この群では，「家族を世話する者」という役割を担うことが，本人の自己肯定感を高めていた。
Ⅳ．本人の認知症に気づいた家族との関係が変化した群（本人が被介護者）
　　この群では，社会資源の利用はされていないが，家族が本人の認知症に気づき，家族の関わりが増えていた。本人も家族の支援を受け入れる方向に意識が変化していた。

4．考察

　これまでの研究から，ソーシャルサポートが高齢者の精神的健康度の重要な関連要因であることが明らかにされており[11]，その上で安定した住まいを確保し（居住支援），在宅サービス（生活支援）と適切な医療サービスを提供することが高齢者の精神的健康度の向上に有効である可能性が示唆されている[4)12)]。本研究で注目すべき点として，精神的健康度が維持・向上していた22人のうち，主観的ソーシャルサポートが向上している，もしくは満点で維持されている者が14人と非常に高率であった。2011（平成23）年度の調査において主観的ソーシャルサポートを評価していないため欠損値が6あるが，主観的ソーシャルサポートが減少した者は2人にとどまる。主観的ソーシャルサポートがあることが，認知症が進展し要介護状態が進行しても，精神的健康度を維持・向上させることに非常に重要な役割をもつと考えられる。

　群別の特徴を考察すると，Ⅰ群は適切な生活支援が導入された群である。介護保険サービスの利用そのものに加えて，Ⅰ①群（本人が介護者）では介護者の，Ⅰ②群（本人が被介護者）では被介護者の，ソーシャルサポート・ネットワークが広がったことが精神的健康度の維持・向上に寄与した可能性がある。

　また，本調査の結果，精神的健康度の維持・向上という観点からは，たとえ独居であったとしても，初期の認知症の場合には在宅サービスの利用は必ずしも必須ではないことが示唆された。ただしその場合には，ある程

表4 認知症の臨床ステージの進展，要介護状態の進行があるが，精神的健康度が維持・向上している対象者

No.	初回調査年度	初回WHO5	今回WHO5	精神的健康度	初回PSS	PSS	初回CDR	今回CDR	CDR進展	初回調査以降に受けた介護認定
Ⅰ　社会資源を有効に活用している群											
Ⅰ　①介護負担の軽減（本人が介護者）											
1	25	10	16	向上	0	4	0.5	0.5	なし	要支援2
2	24	13	14	向上	3	5	0	0.5	あり	なし
3	23	10	13	向上	―	3	0	0	なし	要支援1
Ⅰ　②世話をされる者への役割転換の受容（本人が被介護者）											
4	23	14	16	向上	―	5	0.5	2	あり	要介護1
5	25	16	19	向上	4	5	0.5	1	あり	要介護3
6	25	11	15	向上	2	5	0	2	あり	要介護1
7	23	12	12	維持	―	5	0	1	あり	要介護2
8	25	14	14	維持	3	2	0	0.5	あり	要支援1
Ⅱ　社会資源の利用はないが，自分のソーシャルネットワークをもっている群											
9	23	16	20	向上	―	5	0	0.5	あり	なし
10	23	18	18	維持	―	5	0	1	あり	なし
11	23	11	11	向上	―	5	0	0.5	あり	なし
12	25	18	18	維持	5	5	0	0	なし	要支援1
13	24	15	16	向上	5	5	0	0.5	あり	なし
14	24	17	19	向上	5	4	0	0.5	あり	なし

(つづく)

利用している 介護保険サービス	概要	特徴
本人:なし 被介護者:デイサービス,ヘルパー,ショートステイ,訪問看護	独居。認知症を抱える妻の介護者。 初回調査時(H25),中等度認知症の妻の在宅介護と家事一切を本人がひとりで担っており,介護負担,介護負担感ともに非常に大きく,介護力も追いついていない状況だった。一方で,サービス利用に対する本人および被介護者(妻)の心理的抵抗が大きく,介護保険サービス未利用だった。ネグレクトが懸念される状態であったためケースワークのために介入。妻に介護保険サービス(デイサービス,ヘルパー,ショートステイ,訪問看護)を導入し,高齢者施設入所待ち。	社会資源の活用により介護負担が軽減したケース。
本人:なし 被介護者:ショートステイ	夫婦世帯。高度視覚障害者である夫の介護者。 本人も身体の慢性疾患のため頻回の入退院歴がある。夫をひとりで家に残しての入院になるため気持ちが落ち着かず十分に療養できないとのことであった。初回調査(H24)を機に,妻の入院期間中には夫がショートステイが利用できる体制を整え,実際に,昨年妻が入院した際にはスムーズにサービスを利用でき,妻(調査対象者本人)の心理的負担が軽減した。	
本人:訪問看護 被介護者:ヘルパー	夫婦世帯。認知症を抱える夫の介護者。 頼れる親戚がいないとのことで社会資源の利用に積極的。ヘルパーが夫の物盗られ妄想の対象になっているが,介護保険サービスや区の事業の利用に迷いがない。	
訪問看護 定期巡回随時対応型訪問	非高齢世帯(母と娘)。精神および身体の障害を抱える娘と,認知症を抱える夫の介護者であったが,夫が2年前に他界し多重介護,認認介護の状況が終結。本人の認知症が進行しており,身の回りのことに多くの介助が必要になっている。娘は介護者になれないため,現在は介護保険サービスによって24時間の密な支援体制をつくっている。本人の受け入れ良好。	本人が家族(配偶者,子)の介護者であったが,認知症を抱えることにより介護される側に役割が変わったケース,あるいは本人の老いや世話をされることの受容が進んでいるケースで,社会資源の活用が速やかにかつ十分に導入できているケース。
福祉用具貸与 デイサービス	夫婦世帯。認知症を抱える妻の主たる介護者であったが,介護であった夫(調査対象者本人)が脳外科手術を受けたことを機に,妻のケアマネジャーが本人の介護保険を申請した。現在は妻と共にデイサービスに通所しており適応良好。	
ヘルパー デイサービス	非高齢世帯(母と息子)。精神および身体の障害を抱える息子と,認知症を抱える夫の介護者であった。高齢の介護者による多重介護世帯で,初回調査時(H25)時に介護負担が過剰なハイリスクケースと判断して介入。H26に夫が高齢者施設に入所。現在息子は精神障害者自立支援法にもとづくサービス(デイケア,ヘルパー),本人は介護保険サービス(デイサービス,ヘルパー)を利用しており両者ともに適応良好。	
デイサービス ショートステイ	非高齢世帯(母と息子一家)。ケアマネジャーと良好な関係になり,介護保険サービスを有効に利用している。	
ヘルパー	独居。初回訪問調査(H25)をきっかけに,本人が介護保険申請し,ヘルパーを導入した。 人が定期的に訪問するようになり安心感があるとのことであった。	
なし	訪問調査について:「楽しい方がいらしてよかった」	人と情緒的な関係を築くことができる
なし	訪問調査について:「良い方がいらしてよかった」	
なし	近所に親しい友人がいて,日常的な交流が保てている。	
なし	独居。夫が他界して数年経ち「ようやく自分のために時間を使おうという気持ちがでてきた」とのことで,友人との外出が増えた。子の世代との関係も良好。	あるいは,地域活動への参加,家業の手伝いによろこびを感じ。地域社会や家庭に自分の居場所があると感じている。
なし	非高齢世帯(母と息子)。1か月前に入院して体力が著しく低下したが,復調してまた自営の店を手伝っている。	
なし	非高齢世帯(父と息子)。身体機能低下の自覚あり,区の介護予防事業に参加。老人会の行事にも毎日参加している。	

表4 （つづき）

No.	初回調査年度	初回WHO5	今回WHO5	精神的健康度	初回PSS	PSS	初回CDR	今回CDR	CDR進展	初回調査以降に受けた介護認定
Ⅲ　家族の世話をする役割を担っている群(本人が介護者)										
15	24	14	15	向上	5	5	0.5	0.5	なし	要支援1
16	24	17	20	向上	4	5	0	0.5	あり	なし
17	25	14	15	向上	5	5	0	0	なし	要支援1
18	25	14	14	維持	5	5	0	0.5	なし	要支援1
Ⅳ　本人の認知症に気づいた家族との関係が変化した群(本人が被介護者)										
19	24	14	18	向上	5	5	1	2	あり	要介護1
20	24	15	20	向上	5	5	0	1	あり	要支援1
21	24	13	17	向上	5	5	0	0.5	あり	なし
22	24	16	16	維持	5	5	1	1	なし	要支援1

注) WHO5；日本語版WHO-5簡易版　simplified version of World Health Organization-Five(WHO-5) Well-being Index(5〜20点), PSS；主観的ソーシャルサポート、CDR；Clinical Dementia Rating
主観的ソーシャルサポートは、「「困ったときの相談相手がいますか」「体の具合が悪いときの相談相手がいますか」「具合が悪いときに病院に連れて行ってくれる人がいますか」「寝込んだとき身の回りの世話をしてくれる人はいますか」「家事などの日常生活を援助してくれる人がいますか」の5項目について「はい」「いいえ」で回答を求め、「はい」を1点、「いいえ」を0点として合計点を算出した(0〜5点)。

度活発な社会的交流があることが必要であると考えられる。Ⅱ群において，在宅サービスを利用していなくても精神的健康度が維持・向上したケースは，生活の中でソーシャルサポートが得られていた。したがって援助希求行動が比較的とりやすいと考えられ，それが現在の安心感につながっている可能性が考えられる。

　社会資源に関する情報をもっていることは，実際に援助希求行動をとることに必ずしも結びつかない。介護者であった者が介護される者に役割を変えることの困難さは，臨床の場でも地域保健の場でもしばしば経験される。しかしながらⅠ②にカテゴライズされた者のように，この役割の転換

利用している介護保険サービス	概要	特徴
なし	夫婦世帯。別居の娘が精神疾患を抱え子の養育が難しいため，夫婦で孫の養育を手伝っている。骨折を機に区のサービスの利用を始め，必要と思うサービスを選んで継続している。	「家族を世話する者」という役割を担うことが自己肯定感を高めているケース。
なし	非高齢世帯（祖母と孫）。身体障害者手帳あり。孫との同居で家事一切を本人担当している。家の中が片付かなくなってきているが，本人の負担感はなく，活気がある。	ただし客観的には厳しい状況であり何らかの介入が必要である。
なし	夫婦世帯。妻は重度視覚障害，夫は心疾患を抱えて入退院を繰り返している。夫婦のどちらかの健康状態の悪化により，もう一方の生活も立ち行かなくなるリスクを抱えているが，現在は互いの障害を補完し合う形であまり不自由なく生活している。	
なし		
ヘルパー	独居。介入困難事例として，数年来，地域包括支援センターが関わっていた。家族も無関心で地域包括支援センターの働きかけにも非協力的であったが，数年間の介入の過程で家族の関わりが変化し，本人の生活を気にかけるようになった。初回調査（H24）以降に住宅改修，ヘルパー4/week導入が実現し，住環境および身体的健康が大幅に改善。	家族が本人の認知症に気づき関わりが変化したケース。
なし	非高齢世帯（母と息子）。初回訪問調査（H24）以降，息子の関わりが増えている。今回調査にも息子の立ち会いあり，介護保険サービスについての質問が息子からあった。	しかしながら，家族介護者の能力が高いことが社会資源導入の疎外因子になっている側面もあるケースでは，家族介護者の状況の変化（たとえば脳卒中や骨折）によって環境が急変するリスクを伴う。
なし	夫婦世帯。認知機能・身体機能の衰えを初回調査時（H24）より率直に表明し，子の世代と関わりが強化されており，本人の気持ちも，必要な支援を受け入れる方向に変化していた。	
なし	夫婦世帯。夫の介護能力が非常に高く，本人の生活機能障害を的確に把握しサポートしている。それがかえって介護保険サービスの必要性を感じないことにつながっており，夫の健康状態の変化によって在宅介護が突然難しくなることに備えることが現状の課題である。	

がうまく促された際には，介護者であったときにつくった支援者とのネットワークを利用して，非常に有効な社会資源の活用に結びつくことが可能になると考えられる。

　役割の転換の困難さという観点で，Ⅲ群とⅣ群が抱える課題を考えたい。Ⅲ群とⅣ群は高齢夫婦世帯において対の関係にあり，介護者がⅢ，被介護者がⅣにあたる。どちらの精神的健康度も向上しているので，一見，双方にとって望ましい状況のようにも感じられるかもしれない。しかしながら，まず，今現在「世話する者」である高齢者が，今後もずっと「世話する者」であり続けることの困難が予想される。配偶者介護者は概して被介護者と

同じく高齢であり，自身もまた心身の健康のリスクを負っている。家族介護者の介護能力が高く，家族のみで十分なケアを提供できていることが，かえって社会資源の活用に結びつかないケースでは，家族介護者の状況の変化，たとえば主たる介護者の脳卒中や転倒による骨折等によって環境が急変するリスクを伴うことがある。社会資源を利用せず，子の世代の介護への参加もなく，配偶者が介護の一切を担ってきた世帯において，配偶者介護者が認知症や身体疾患を抱えて介護力が低下した場合，介護者・被介護者のどちらにとっても，契約によるサービスにその時点からなじんでいくことは非常に難しい。家族介護力の低下を補うためのサービスを導入できないまま，結果として虐待事例（ネグレクト）として把握されるケースが多々ある。その背景には介護保険制度そのものが抱える大きな課題がある。つまり，現行の介護保険制度は家族介護者の存在を前提としてそれを補完する性質のものであるため，キーパーソンとして機能できる家族介護者がいない場合に，介護保険制度をうまく使っていくことが難しいということが示唆される。このような現状においては，支援者は世帯の中に「健康な配偶者介護者」がいるうちから少しずつ社会資源の活用につなげる働きかけをすることが必要である。

参考文献

1. Lawton M.P.：Environment and other determinants of well-being in older people. *Gerontologist* 23：349-357, 1983.
2. Lawton M.P.：Quality of life in Alzheimer disease. *Alzheimer Dis Assoc Disord* 8（Suppl 3）：138-150, 1994.
3. 岩佐一，稲垣宏樹，吉田祐子，増井幸恵，鈴木隆雄，吉田英世，粟田主一：地域在住高齢者における日本語版「WHO-5 精神的健康状態表」（WHO-5-J）の標準化．老年社会科学 36：330-339, 2014.
4. 井藤佳恵：郵送による生活機能調査回答未返送の後期高齢者を対象とした訪問調査（会議録）．老年精神医学雑誌 24（巻増刊Ⅱ）：244, 2013.
5. 井藤佳恵, 佐久間尚子, 伊集院睦雄, 稲垣宏樹, 宇良千秋, 宮前史子, 杉山美香,

岡村毅,新川祐利,粟田主一,松下正明：地域在住高齢者の精神的健康度と認知機能低下の関連. 生存科学 25: 173-185, 2014.

6. Awata S., Seki T., Koizumi Y., Sato S., Hozawa A., Omori K. et al.: Factors associated with suicidal ideation in an elderly urban Japanese population: A community-based, cross-sectional study. *Psychiatry Clin Neurosci* 59: 327-336, 2005.

7. Awata S., Bech P., Koizumi Y., Seki T., Kuriyama S., Hozawa A. et al.: Validity and utility of the Japanese version of the WHO-Five Well-Being Index in the context of detecting suicidal ideation in elderly community residents. *Int Psychogeriatr* 19: 77-88, 2007.

8. Awata S., Bech P., Yoshida S., Hirai M., Suzuki S., Yamashita M. et al.: Reliability and validity of the Japanese version of the World Health Organization-Five Well-Being Index in the context of detecting depression in diabetic patients. *Psychiatry Clin Neurosci* 261: 112-119, 2007.

9. Bech P., Olsen L.R.: Measuring well-being rather than the absence of distress symptoms: A comparison of the SF-36 Mental Health subscale and the WHO-Five Well-Being Scale. *Int J Methods Psychiatr Res* 12: 85-91, 2003.

10. 稲垣宏樹,井藤佳恵,佐久間尚子,杉山美香,岡村毅,粟田主一：WHO-5精神健康状態表簡易版（S-WHO-5-J）の作成およびその信頼性・妥当性の検討. 日本公衆衛生学雑誌 60: 294-301, 2013.

11. 井藤佳恵,稲垣宏樹,岡村毅,下門顯太郎,粟田主一：大都市在住高齢者の精神的健康度の分布と関連要因の検討. 要介護要支援認定群と非認定群との比較. 日本老年医学会雑誌 49: 82-89, 2012.

12. Ito K., Morikawa S., Okamura T., Shimokado K., Awata S.: Factors associated with mental well-being of homeless people in Japan. *Psychiatry Clin Neurosci* 68: 145-153, 2014.

第3章
地域在住高齢者における歯の喪失と認知機能障害との関連

岡本 希

1. 背景

　成人・高齢期における多数歯欠損の主原因は歯周病である。歯周病は，主にグラム陰性桿菌（歯周病原細菌）が歯周組織に感染することにより引き起こされる炎症性疾患である。歯周病が進行し重度になると，歯根部分と歯槽骨をつないでいる歯根膜が断裂し，歯周ポケットが深くなる。破骨細胞が出現し，歯槽骨が破壊され，歯が脱落する。歯周病の重症化の結果，歯の喪失に至る。

　歯の喪失と認知機能との関連を検証した双生児の症例対照研究[1]では，35歳以前に多数歯を喪失することはアルツハイマー病の有意な関連要因であることが報告されている。修道女を対象としたコホート研究[2]においても，多数歯欠損と認知症との間に有意な関連があることが指摘されている。歯の喪失とアルツハイマー病やその他の認知症疾患を結びつける仮説は，歯周病原細菌もしくは歯周病原細菌の内毒素や産生された炎症性サイトカインが，腫脹した歯肉から血管に入り全身の血流に乗って，脳内の炎症を増悪させるというものである[3,4]。しかし，認知機能障害の関連要因として歯周病や歯の喪失に注目した「人を対象とした医学研究」は国際的に増えつつあるものの，国内では報告数が少なく，両者の関係が十分に検証できているとはいえない。

　歯の喪失については，研究期間中に対象者の認知機能が低下したため，日常生活動作（Activities of Daily Living；ADL）が損なわれ，口腔衛生状

態の悪化により歯の喪失に至るのではないかという指摘がある。そこで，この影響をできるかぎり最小限にするために，軽度記憶障害[5]という状態に注目することにした。軽度記憶障害に該当する高齢者は健常高齢者に比べ，アルツハイマー病やその他の認知症疾患を発症するリスクが高いことが報告されている。軽度記憶障害は，近時記憶の障害がみられるものの，ADLの障害はみられず，日常生活に支障はまだ出ていない状態で，R.C. Petersenの定義による軽度認知障害[6]に近い状態である。したがって，研究期間中に対象者が軽度記憶障害になったとしても，口腔衛生状態は悪化しにくいと考えられる。

本研究で注目する症状は軽度記憶障害と認知機能障害である。注目する関連要因は歯の喪失である。研究目的は，認知機能障害との関連性がすでに報告されている年齢，教育歴，高血圧，脳血管疾患，糖尿病などの交絡要因を多変量解析で調整して，軽度記憶障害と認知機能障害に対する歯の喪失の影響の大きさを検証することである。

2. 方法

対象者は，2007年のベースライン健診（認知機能検査・歯科健診）と2012年の追跡健診に応募でご参加いただいた奈良県の奈良市，橿原市，大和郡山市，香芝市にお住まいの地域在住高齢者であった。認知機能のスクリーニング検査としてMini-Mental State Examination（MMSE，30点満点で点数が高いと状態が良い）を，抑うつのスクリーニング検査としてGeriatric Depression Scale short version（GDS）を実施した。近時記憶の評価には，MMSEの問いの一つである遅延再生の点数を使った（3点満点で点数が高いと状態が良い）。スクリーニング検査の点数に基づいて，「健常：MMSE総得点24点以上かつ遅延再生2点以上」，「軽度記憶障害：MMSE総得点24点以上かつ遅延再生1点以下かつ抑うつ無し」，「認知機能障害：MMSE総得点23点以下」に分類した[5]。

表1 2007年のベースライン健診時点の対象者の特徴[7]

年齢と歯の本数とMMSE総得点は連続量であるから，中央値と括弧内に（25パーセンタイル，75パーセンタイル）を記載した。歯の本数を少ない順に並べたとき，全体の4分の1番目にあたる人の歯の本数が25パーセンタイルで，全体の2分の1番目にあたる人の歯の本数が中央値で，全体の4分の3番目にあたる人の歯の本数が75パーセンタイルである。

	健常	軽度記憶障害	認知機能障害	健常 vs. 軽度記憶障害	健常 vs. 認知機能障害
	3696名	121名	214名	p値[*1]	p値[*1]
年齢	71.0(68.0, 75.0)	74.0(71.0, 79.0)	74.0(71.0, 78.0)	<0.001	<0.001
女性	51.7%	31.4%	42.5%	<0.001	0.009
歯の本数	21.0(11.0, 26.0)	16.0(4.0, 25.0)	12.5(1.8, 22.0)	0.001	<0.001
MMSE総得点	28.0(26.0, 30.0)	26.0(25.0, 27.0)	23.0(22.0, 23.0)	<0.001	<0.001
教育歴12年未満	26.6%	37.2%	63.6%	0.012	<0.001
抑うつあり	14.4%	——[*2]	23.8%	——[*2]	<0.001
病歴					
がん	9.1%	14.9%	10.7%	0.037	0.394
脳血管疾患	5.7%	9.1%	6.5%	0.117	0.650
心筋梗塞	2.6%	2.5%	2.3%	0.936	0.815
糖尿病	10.8%	13.2%	15.4%	0.375	0.043
高血圧	39.1%	38.8%	41.6%	0.960	0.472

*1：表中のp値はχ^2検定またはMann-Whitney検定によるものである。3群間の多重比較（組み合わせ数は3組）によるボンフェローニ補正後のp値はこれらの3倍となる。
*2：軽度記憶障害の定義で抑うつありの者は除外されている。

3. 結果

はじめに，2007年のベースライン健診の横断研究[7]の結果を紹介する。表1に示したとおり，分析対象者4031名のうち，軽度記憶障害群は121名（3.0％），認知機能障害群は214名（5.3％）であった。健常群の歯の本数の中央値21.0本と比較すると，軽度記憶障害群の中央値は16.0本，認知機能障害群の中央値は12.5本で，3群間の多重比較のボンフェローニ補正によるP値で判断すると，軽度記憶障害群と認知機能障害群のどちらも有意に本数が少なかった。表2のロジスティック回帰分析で年齢・性別・教育歴・抑うつ・病歴等の影響を調整しても，軽度記憶障害と認知機能障害に対しての「歯1本減少」のオッズ比は各々1.02（95％信頼区間：1.00-1.04，p＝0.038）と1.04（95％信頼区間：1.02-1.05，p＜0.001）で，有意な関連がみられた（表2上段）。この論文[7]では，認知機能に対する無歯顎（すべての歯を喪失した状態）の影響にも注目し，無歯顎になってからの期間が1年長くなると，認知機能障害に対してのオッズ比は1.06（95％信頼区間：

表2　軽度記憶障害と認知機能障害に対する歯の本数の減少と無歯顎の影響[7]
ロジスティック回帰分析で年齢,性別,教育歴,抑うつ,飲酒,喫煙,一日歩行時間,がん,糖尿病,血清アルブミン値,総コレステロール値,LDLコレステロール値の影響を調整した。

	軽度記憶障害		認知機能障害	
	調整済みオッズ比 (95%信頼区間)	p値	調整済みオッズ比 (95%信頼区間)	p値
全対象者(健常3696名,軽度記憶障害121名,認知機能障害214名)				
歯1本減少	1.02(1.00-1.04)	0.038	1.04(1.02-1.05)	<0.001
無歯顎の人に限定(健常323名,軽度記憶障害18名,認知機能障害47名)				
無歯顎の期間が1年間長くなる	1.02(0.96-1.08)	0.533	1.06(1.01-1.10)	0.009
無歯顎の期間15年以上(基準:15年未満)	1.28(0.44-3.70)	0.650	3.10(1.43-6.72)	0.004

1.01-1.10, p=0.009)で,無歯顎の期間15年以上のオッズ比は3.10(95%信頼区間:1.43-6.72, p=0.004)であることを示した(表2下段右)。無歯顎の期間の長さと認知機能障害との間に有意な関連が認められた。

次に,ベースラインの2007年時点の健常者を5年間追跡した前向きコホート研究[8]を紹介する。分析対象者に含めた2335名のうち5年後に241名が軽度記憶障害と判定された。ベースライン時の歯の本数25-32本群,17-24本群,9-16本群,1-8本群,無歯顎群における5年間の軽度記憶障害の累積罹患率(性・年齢調整済み)は,それぞれ7.4%,11.5%,8.9%,9.0%,14.6%で,25-32本群に比べ無歯顎群では約2倍有意に高かった。表3は文献8の1-8本群の結果を抜粋したものである。ベースライン時の1-8本群244名のうち,37名が5年間の研究期間中にすべての歯を喪失し,そのうち8名(21.6%)が新たに軽度記憶障害と判定された。これに対して,研究期間中に無歯顎に至らなかった207名のうち新たに軽度記憶障害と判定された人は16名(7.7%)にとどまった。ロジスティック回帰分析で年齢,性別,MMSE総得点,遅延再生,抑うつ,教育歴,飲酒,喫煙,病歴等の影響を調整した後のオッズ比は4.68(95%信頼区間:1.50-14.58, p=0.008)で,多数歯欠損の状態からすべての歯を喪失することは軽度記憶障害のリスクを有意に上昇させることを明らかにした。

最後に,上記の5年間の前向きコホート研究のデータを使った症例対照

表3 軽度記憶障害に対する多数歯欠損から無歯顎への移行の影響[8]

ロジスティック回帰分析で年齢, 性別, MMSE総得点, 遅延再生, 抑うつ, 教育歴, 飲酒, 喫煙, 病歴(がん・心筋梗塞・脳血管疾患・糖尿病・高血圧・脂質異常症), 追跡5年目の収縮期血圧と拡張期血圧と脳血管疾患の影響を調整した。

	ベースライン 1-8本群 244名	新たに軽度記憶障害と 判定された人 24名	調整済みオッズ比 (95%信頼区間)	p値
1-8本を維持できた	207	16	1	
無歯顎になった	37	8	4.68(1.50-14.58)	0.008

表4 軽度記憶障害に対する Apolipoprotein E ε4 遺伝子の保有と多数歯欠損の重複効果[9]

Apolipoprotein E(アポリポタンパク E)はコレステロールや脂肪酸の運搬に関与している。Apolipoprotein Eにはε2, ε3, ε4の三つの対立遺伝子がある。そのうち, Apolipoprotein E ε4遺伝子がアルツハイマー病の危険因子である。
ロジスティック回帰分析で年齢, 性別, 教育歴, MMSE総得点, 遅延再生, 抑うつ, 喫煙習慣, 病歴(脳血管疾患・心筋梗塞・高血圧・糖尿病・脂質異常症)の影響を調整した。

	健常 358名	軽度記憶障害 179名	調整済みオッズ比 (95%信頼区間)	p値
APOE ε4 非保有かつ歯9本以上	236	110	1	
APOE ε4 非保有かつ歯8本以下	54	26	1.03(0.59-1.81)	0.919
APOE ε4 保有かつ歯9本以上	57	29	0.99(0.58-1.68)	0.969
APOE ε4 保有かつ歯8本以下	11	14	2.82(1.15-6.91)	0.024

注)APOE ε4 ; Apolipoprotein E ε4

研究[9]を紹介する。ベースライン時点では健常であったが5年目の健診で軽度記憶障害と判定された人と5年目も健常であった人を選んで, ベースライン時の関連要因の違いを比較した。ここでも注目する関連要因は歯の本数である。遺伝子は変化しないためベースライン時の関連要因として取り扱うことになる。遺伝子解析研究に対する協力の同意を得られた人の中から, 年齢と性別をマッチングさせて症例1名に対して対照2名の比率で, 軽度記憶障害179名と健常358名を分析対象者として選定した。脳内のアミロイドβタンパク質の蓄積に関わりアルツハイマー病の危険因子である Apolipoprotein E ε4 遺伝子を遺伝的にもっていることと歯の残存本数が少ない(8本以下)ことが重なると, 両方の要因をもっていない場合に比べると, 軽度記憶障害に対して2.82倍有意に危険であることを多変量調

整モデルで算出した（95％信頼区間：1.15-6.91, p = 0.024）。

4．考察

　歯の喪失と認知機能の関連性[10]についての一つ目の根拠は，1．の背景でも述べたとおり，歯周病に起因する病原因子が血管内に入る可能性である。成人期・高齢期における歯周病の進行の結果，多数歯の喪失に至るという点から，歯の喪失は歯周病の重症度の指標としてとらえることができる。アルツハイマー病の人では発症の20年も前から脳に老人斑（アミロイドβタンパク質）ができ始める。老人斑が沈着するとミクログリア細胞が集まり免疫応答が活発化し炎症反応が起きる。脳の神経細胞は炎症に弱いため死滅する。脳内の炎症に歯周病という慢性炎症の悪影響が加わる可能性がある。動物実験では，12か月齢のマウスに歯周病原細菌 *Porphyromonas gingivalis* を口腔から投与すると，非投与のマウスに比べて炎症を促進するサイトカインである腫瘍壊死因子 TNF-α，インターロイキン IL-6，IL-β が脳組織中で上昇したと報告されている[11]。認知機能に問題のない高齢者を対象とした PET 検査のアミロイドイメージングで明らかにされたことは，歯槽骨の破壊がみられない人に比べて，歯槽骨の破壊がみられる人では脳内のアミロイドβ沈着がより多くみられたということである[12]。二つ目の根拠は，歯周病にも認知機能にも関連のある遺伝子の存在である。IL-1A や IL-1B の遺伝子多型には，歯周病の重症化にも関与し[13,14]，アルツハイマー病のリスクの上昇にも関与しているものがある[15,16]。三つ目の根拠は，多数歯欠損の状態では咀嚼による脳の活性化の機会が失われるというものである。これは，歯根部分と歯槽骨をつなぐ歯根膜に食物を噛んでいると感じる圧受容器が存在するが，歯が抜けると同時に歯根に付着している歯根膜を失い，感覚情報が入りにくくなるからである。臼歯を抜去したマウスやラットでは海馬の錐体神経細胞数が減少したという報告[17,18]や，認知症のない60歳以上の人で多数歯欠損の人とそうでない人の MRI 検査による脳容積（mL）を比較すると，多数歯欠損群で有意に小さかったという報告[19]がある。本研究では，無歯顎の期間の

長さや多数歯欠損から無歯顎へ移行することがリスクを上げることを示した。四つ目の根拠は，多数歯欠損による栄養不足である。義歯を装着しない人では，歯の本数が減少すると魚類と果物類の摂食頻度が低下し，認知症のリスクが有意に上昇するという先行研究[20]がある。

歯周病は成人期・高齢期における一次予防が可能な疾患である。認知症の発症時期を遅延させる対策として，従来の予防法である適度な運動と適切な食生活（高齢期においては低栄養の予防が重要である），高血圧および糖尿病のコントロールとともに，歯周病予防つまり口腔内清掃やうがい，歯の欠損部分への義歯の装着も重要である。

引用文献

1. Gatz M., Mortimer J.A., Fratiglioni L., Johansson B., Berg S., Reynolds C.A., Pedersen N.L.：Potentially modifiable risk factors for dementia in identical twins. *Alzheimers Dement* 2：110-117, 2006.
2. Stein P.S., Desrosiers M., Donegan S.J., Yepes J.F., Kryscio R.J.：Tooth loss, dementia and neuropathology in the Nun Study. *J Am Dent Assoc* 138：1314-1322, 2007.
3. Kamer A.R., Craig R.G., Dasanayake A.P., Brys M., Glodzik-Sobanska L., de Leon M.J.：Inflammation and Alzheimer's disease: Possible role of periodontal diseases. *Alzheimers Dement* 4：242-250, 2008.
4. Watts A., Crimmins E.M., Gatz M.：Inflammation as a potential mediator for the association between periodontal disease and Alzheimer's disease. *Neuropsychiatric Disease and Treatment* 4：865-876, 2008.
5. Ishikawa T., Ikeda M., Matsumoto N., Shigenobu K., Brayne C., Tanabe H.：A longitudinal study regarding conversion from mild memory impairment to dementia in a Japanese community. *Int J Geriatr Psychiatry* 21：134-139, 2006.
6. Petersen R.C., Smith G.E., Waring S.C., Ivnik R.J., Tangalos E.G., Kokmen E.：Mild cognitive impairment: Clinical characterization and outcome. *Arch Neurol* 56：303-308, 1999.
7. Okamoto N., Morikawa M., Okamoto K., Habu N., Iwamoto J., Tomioka K.,

Saeki K., Yanagi M., Amano N., Kurumatani N. : Relationship of tooth loss to mild memory impairment and cognitive impairment: Findings from the fujiwara-kyo study. Behav *Brain Funct* 6: 77, 2010.
8. Okamoto N., Morikawa M., Tomioka K., Yanagi M., Amano N., Kurumatani N. : Association between tooth loss and the development of mild memory impairment in the elderly: The Fujiwara-kyo study. *J Alzheimers Dis* 44: 777-786, 2015.
9. Okamoto N., Morikawa M., Amano N., Yanagi M., Takasawa S., Kurumatani N. : Effects of tooth loss and the *Apolipoprotein E ε4* allele on mild memory impairment in the Fujiwara-kyo study of Japan: A nested case-ontrol study. *J Alzheimers Disease* 55: 575-583, 2017.
10. Okamoto N., Morikawa M., Okamoto K., Habu N., Hazaki K., Harano A., Iwamoto J., Tomioka K., Saeki K., Kurumatani N. : Tooth loss is associated with mild memory impairment in the elderly: The Fujiwara-kyo study. *Brain Res* 1349: 68-75, 2010.
11. Ding Y., Ren J., Yu H., Yu W., Zhou Y. : *Porphyromonas gingivalis*, a periodontitis causing bacterium, induces memory impairment and age-dependent neuroinflammation in mice. *Immun Ageing* 15: 6, 2018.
12. Kamer A.R., Pirraglia E., Tsui W., Rusinek H., Vallabhajosula S., Mosconi L., Yi L., McHugh P., Craig R.G., Svetcov S., Linker R., Shi C., Glodzik L., Williams S., Corby P., Saxena D., de Leon M.J. : Periodontal disease associates with higher brain amyloid load in normal elderly. *Neurobiol Aging* 36: 627-633, 2015.
13. Kornman K.S., Crane A., Wang H.-Y., di Giovine F.S., Newman M.G., Pirk F.W., Wilson Jr. T.G., Higginbottom F.L., Duff G.W. : The interleukin-1 genotype as a severity factor in adult periodontal disease. *J Clin Periodontol* 24: 72-77, 1997.
14. Galbraith G.M.P., Hendley T.M., Sanders J.J., Palesch Y., Pandey J.P. : Polymorphic cytokine genotypes as markers of disease severity in adult periodontitis. *J Clin Periodontol* 26: 705-709, 1999.
15. Nicoll J.A.R., Mrak R.E., Graham D.I., Stewart J., Wilcock G., MacGowan S., Esiri M.M., Murray L.S., Dewar D., Love S., Moss T., Griffin W.S.T. : Association of interleukin-1 gene polymorphisms with Alzheimer's disease. *Ann Neurol* 47:

365-368, 2000.
16. McGeer P.L., McGeer E.G. : Polymorphisms in inflammatory genes and the risk of Alzheimer disease. *Arch Neurol* 58: 1790-1792, 2001.
17. Oue H., Miyamoto Y., Okada S., Koretake K., Jung C.-G., Michikawa M., Akagawa Y. : Tooth loss induces memory impairment and neuronal cell loss in APP transgenic mice. *Behav Brain Res* 252: 318-325, 2013.
18. Yamazaki K., Wakabayashi N., Kobayashi T., Suzuki T. : Effect of tooth loss on spatial memory and TrkBmRNA levels in rats. *Hippocampus* 18: 542-547, 2008.
19. Dintica C.S., Rizzuto D., Marseglia A., Kalpouzos G., Welmer A.K., Wårdh I., Bäckman L., Xu W.: Tooth loss is associated with accelerated cognitive decline and volumetric brain differences: a population-based study. *Neurobiol Aging* 67: 23-30, 2018.
20. Kim J.-M., Stewart R., Prince M., Kim S.-W., Yang S.-J., Shin I.-S., Yoon J.S.: Dental health, nutritional status and recent-onset dementia in a Korean community population. *Int J Geriatr Psychiatry* 22: 850-855, 2007.

第2部
生存科学叢書

認知症ケアと家族

第4章

認知症家族介護者の介護負担感の特徴とその関連要因
地域包括ケアシステムにおける認知症アセスメントシート(DASC)による検討

扇澤史子／岡本一枝／粟田主一

1. 目的

　認知症を疑って来院する家族には，それぞれ受診に至るまでの様々な苦労やエピソードがある。物忘れ外来の受診は，認知症と向き合う長いプロセスの入り口であり，この時に患者本人・家族に対する適切な心理教育によって，認知症に対する正しい理解と社会資源に対する十分な知識を提供できれば，不安や葛藤は減じ，認知症を抱えながらも本人・家族なりに生活の枠組みの再編を行い，その後の展望をもてるようになると考えられる。

　松田（2006）も，認知症の心理教育を，初期から後期まで病期別に検討し，とくに初期においては，患者と家族の混乱や心理的葛藤に対する心理的サポート，病状理解や生活障害への対応法の指導が必要であると指摘している[1]。

　広瀬（2006）によれば，介護負担感の関連要因は，被介護者要因（認知症本人の属性，認知症の程度や ADL，行動心理症状など）や介護者要因（介護者の属性や健康状態，介護期間，本人との関係性，行動心理症状の受け止め方など），介護環境要因（ソーシャルサポートの有無，社会資源の利用，経済状態など）など多岐にわたり，その内容も多様である[2]。

　介護負担感と関連する様々な要因のうち，とくに認知症を疑ってはじめて受診する認知症の家族介護者が，どのような認知機能や生活機能障害に負担感を感じているのかを知ることは，初診時に本人・家族のニーズにより即した情報提供を行ったり，その後の長い生活を支えるために重要であ

る。

したがって，本研究では，認知症疾患に起因する認知機能障害と生活障害を網羅的，かつ簡便にアセスメントできるツールである地域包括ケアシステムにおける認知症アセスメントシート（Dementia Assessment Sheet in Community-based Integrated Care System，以下 DASC とする）[3]を用いて家族介護者の負担感の要因を検討することを目的とした。

2．対象と方法

2011 年 8 月～ 2014 年 4 月に A センター物忘れ外来で，初診時 65 歳以上であった患者の家族介護者に自己記入式質問紙を配布し，有効回答の 837 名を分析の対象とした（表1）。

分析対象の家族介護者の基本属性は，年齢 59.2 ± 12.4 歳（25 ～ 90 歳），続柄は夫 83 名，妻 139 名，娘 367 名，息子 167 名，嫁 62 名，その他 19 名であった。また患者と同居している者は 510 名，別居は 327 名であった。なお被介護者（患者）の属性は，年齢 80.8 ± 6.0 歳（65 ～ 99 歳），性別構成は，男性 254 名（30.3％），女性 583 名（69.7％）であった。

質問紙では，患者の年齢と性別，教育年数，家族の年齢と続柄，同居の有無，DASC（20 項目，4 件法）[3]，Zarit 介護負担尺度日本語版短縮版（以下，J-ZBI_8 とする）[4]を尋ねた。患者には改訂長谷川式簡易知能評価スケール（以下，HDS-R とする），Mini Mental State Examination（以下，MMSE とする）を施行した。

なお，DASC は「記憶」，「見当識」，「問題解決・判断力（以下，問題解決とする）」，「家庭外 IADL」，「家庭内 IADL」，「身体的 ADL」からなり，認知症疾患に起因する認知機能障害と生活障害を網羅している点，さらに Clinical Dementia Rating（CDR）1 レベルの認知症が検出可能であるなど，とくに軽度認知症のアセスメントにおいて，適切な内的信頼性，併存的妥当性，弁別的妥当性を有している点で有用と考えられたため，介護負担の関連要因を測定するツールとして用いることとした（表2）[3]。

表1　家族介護者（回答者）と被介護者（患者）の基本属性

介護者 （回答者）	n		837
	男：女		255：582
	年齢（歳）		59.2±12.4
	年齢の範囲（歳）		25〜90
	続柄	夫	83
		妻	139
		娘	367
		息子	167
		嫁	62
		その他	19
	居住形態	同居：別居	510：327
被介護者 （回答者）	n		837
	男：女		254：583
	年齢（歳）		80.8±6.0
	年齢の範囲（歳）		65〜99
	教育年数（年）		10.8±2.9
	診断内訳	AD（with CVD）	510
		Mixed	48
		VaD	57
		DLB	35
		MCI	68
		WNL	49
		その他	70

注）AD(with CVD)；アルツハイマー型認知症（脳血管障害を伴う），Mixed dementia；混合型認知症，VaD；脳血管性認知症，DLB；レビー小体型認知症，MCI；軽度認知障害，WNL；正常範囲内

3. 結果

　各指標の平均得点と標準偏差を表3に示した。また，J-ZBI_8[4]の2因子である「Role strain（介護によって介護者の社会生活に支障をきたしている程度）」と「Personal strain（介護を必要とする状況または事態に対する否定的な感情の程度）」を目的変数，患者と家族それぞれの年齢と性別，教育年数，同居の有無，DASC下位尺度を説明変数とした重回帰分析（ステップワイズ法）を行い，結果を表4に示した。

　まず「Role strain」には，「家庭外IADL」（$\beta=0.192$, 95% CI [0.090, 0.268]，$p<0.001$），「身体的ADL」（$\beta=0.248$, 95% CI [0.257, 0.463]，$p<0.001$），「問題解決」（$\beta=0.205$, 95% CI [0.130, 0.344]，$p<0.001$），「同居の有無」（$\beta=0.094$, 95% CI [0.228, 0.888]，$p<0.01$），「介護者の性別」（$\beta=0.084$, 95

表2　地域包括ケアシステムにおける認知症アセスメント（DASC-20）[3]

分類	No	項目	領域
記憶	1	もの忘れが多いと感じますか	
	2	1年前と比べて,もの忘れが増えたと感じますか	
	3	財布や鍵など,物を置いた場所がわからなくなることがありますか	近時記憶
	4	5分前に聞いた話を思い出せないことがありますか	
	5	自分の生年月日がわからなくなることがありますか	遠隔記憶
見当識	6	今日が何月何日かわからないときがありますか	時間
	7	自分のいる場所がどこだかわからなくなることはありますか	場所
	8	道に迷って家に帰ってこられなくなることはありますか	道順
問題解決・判断力	9	電気や水道やガスが止まってしまった時に,自分で適切に対処できますか	問題解決
	10	一日の計画を自分で立てることができますか	
	11	季節に合った服を自分で選ぶことができますか	社会的判断力
家庭外のIADL	12	一人で買い物に行けますか	買い物
	13	バスや電車,自家用車などを使って一人で外出できますか	交通機関
	14	貯金の出し入れ,家賃や公共料金の支払いは一人でできますか	金銭管理
家庭内のIADL	15	電話をかけることができますか	電話
	16	自分で食事の準備はできますか	食事の準備
	17	自分で,薬を決まった時間に決まった分量をのむことはできますか	服薬管理
身体的ADL	18	入浴は一人でできますか	入浴
	19	着替えは一人でできますか	着替え
	20	トイレは一人でできますか	排泄

注）記憶の1,2はダミー項目であり,点数には含めない。DASCは,その後「整容」,「食事」「移動」の3項目（身体的ADL②）が加わり,導入質問の2項目を含む全23項目のバージョン（DASC-21）が開発された。2018年時点で,DASC-21が標準的に使用されている[5]。

表3　各指標の平均得点と標準偏差（n = 837）

		range of score	Ave.	SD
J-ZBI_8	Total	0〜32	7.93	7.30
	Role strain	0〜12	1.95	2.88
	Personal strain	0〜20	5.97	5.00
DASC	Total	18〜72	35.61	11.64
	記憶	3〜12	6.22	1.89
	見当識	3〜12	5.03	1.75
	問題解決・判断力	3〜12	6.84	2.49
	家庭外IADL	3〜12	7.09	3.09
	家庭内IADL	3〜12	6.37	2.64
	身体的ADL	3〜12	4.07	1.98
認知機能	MMSE	0〜30	18.49	5.59
	MMSE 遅延再生	0〜3	0.71	0.99
	HDS-R	0〜30	17.89	6.33
	HDS-R 遅延再生	0〜6	2.13	1.97

表4 Role strain と Personal strain に関する要因（ステップワイズ法による重回帰分析結果）

	Role strain		Personal strain	
	標準編回帰係数 β	相関係数	標準編回帰係数 β	相関係数
〈DASC下位項目〉				
記憶	0.055	0.365***	0.148***	0.429***
見当識	0.053	0.409***	0.005	0.414***
問題解決	0.205***	0.509***	0.242***	0.513***
家庭外IADL	0.192***	0.511***	0.139***	0.480***
家庭内IADL	0.064	0.508***	0.056	0.478***
身体的ADL	0.248***	0.482***	0.126***	0.410***
〈介護者属性〉				
年齢	−0.039	−0.025	−0.117***	−0.141***
性別	0.084***	0.072*	0.039	0.066*
同居の有無	0.094***	0.131***	0.020	0.016
〈患者属性〉				
年齢	−0.021	0.116***	−0.460	0.063*
性別	−0.017	−0.077*	−0.009	−0.005
教育年数	0.030	−0.011	0.058*	0.063
重相関係数(R)	0.583		0.568	
決定係数(R^2)	0.340		0.323	

***$p<0.001$, **$p<0.01$, *$p<0.05$

% CI [0.176, 0.873]，$p<0.01$) との関連が認められた。

また「Personal strain」には，「問題解決」（$\beta=0.242$, 95% CI [0.286, 0.687], $p<0.001$），「記憶」（$\beta=0.148$, 95% CI [0.204, 0.583], $p<0.001$），「身体的ADL」（$\beta=0.126$, 95% CI [0.136, 0.499], $p<0.01$），「介護者の年齢」（$\beta=-0.117$, 95% CI [−0.070, −0.024], $p<0.001$），「家庭外IADL」（$\beta=0.139$, 95% CI [0.068, 0.382], $p<0.01$），「教育年数」（$\beta=0.058$, 95% CI [0.002, 0.200], $p<0.05$）との関連が認められた。

以上の関連のあった変数について最尤法による共分散構造分析を行い，複数のモデルから探索的に最良のモデルを検討したところ，図1のモデルが十分な適合度を示した（$\chi^2(1)=1.974$, $p=0.160$, GFI=0.999, AGFI=0.984, RMSEA=0.034）。なお，対象となった被介護者（患者）の認知機能は，MMSEが18.5±5.6点（遅延再生：0.7±1.0点），HDS-Rは17.9±6.3点（遅延再生：2.1±2.0点）と，軽度〜中等度レベルであった。

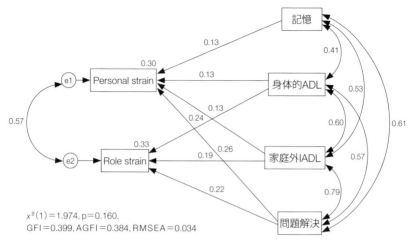

図1　認知機能・生活機能と家族介護者の介護負担感のパス図

4．考察

　以上の結果に基づいて，物忘れ外来初診時の家族介護者の負担感となった要因について考察する。

　まず，「Role strain（介護によって介護者の社会生活に支障をきたす程度）」には，買い物や交通機関の移動，金銭管理などの「家庭外IADL」と，入浴，着替え，排泄といった「身体的ADL」，電気・ガスが止まった時の対処や一日の計画，季節にふさわしい服装の選択といった「問題解決」が関連していた。「家庭外IADL」，「身体的ADL」，「問題解決」に支障が生じると，遅かれ早かれ本人の生活はたちゆかなくなり，家族介護者の事情（仕事や子育て，経済状態や介護意思の有無）を問わず，緊急度の高い事象として身に迫る。また，これらを支援する具体的な方法としては，家族が本人に付き添って介助する，あるいは本人に代わって行うなど，物理的に一定の労力を要するものとなり，家族の介護体制や生活様式に大きな構造の変化を迫るため，家族介護者の社会生活に相応の影響を及ぼすと考えられる。

　その一方で，DASCの下位項目のうち「Role strain」に関連しなかった生活機能・認知機能としては，「家庭内IADL」，「記憶」，「見当識」が挙げられる。これら3項目については，「高齢だから服薬や電話，食事の準

備は多少曖昧になるものだ」とか、「高齢で決まった予定もないから日付はわからなくても仕方がなく、多少の物忘れも仕方がない」として、家族から容認されることも多い。これらに対する支援は、家庭内の声かけや工夫など、家族のそれまでの生活習慣に組み込んだ延長線上の配慮で補うことも可能であり、「Role strain」に影響しなかったと考えられる。

　また、介護負担感のもう一方の因子である「Personal strain（介護状況に対する否定的な感情）」には、「Role strain」の関連要因と同じ「家庭外IADL」、「問題解決」、「身体的ADL」のほか、「記憶」が関連していた。

　この四つの関連項目のうち「記憶」や「問題解決」は、とくに認知症のごく初期に生じる認知機能や生活機能の障害であり、長期間にわたって緩徐に進行し曖昧に障害されるため、上述のように年齢相応の変化と誤解されやすい。家族は、以前の「健康な頃」と、現在の「衰えた状態」の二つの姿のはざまに立たされ、知識不足や認めがたさと相まって、症状が性格や意志に起因するという誤解を抱くこともあり、間接的に介護状況を否定的にとらえやすくなると考えられる[6]。

　一方、「身体的ADL」と「家庭外IADL」は、直接的な介助を要する内容であり、改善や回復の見込みが難しい。これらは今後、長期間にわたり本人へのサポートが必要になるという介護の開始を具体的かつ現実的に予見させ、したがって「Personal strain（介護が必要となった状況への否定的な感情）」と結びつきやすいと考えられる。

　以上のように、認知症初期〜中期頃の家族介護者の負担感の関連要因であった生活機能障害および認知機能障害は、直接的なサポートを要する項目（「身体的ADL」・「家庭外IADL」）のみならず、加齢による変化と病的な変化との境界が曖昧で、認知症の症状と認識されにくい内容の項目（「記憶」・「問題解決」）もあった。

　家族には、本人がかけがえのない存在であればあるほど、「否認」という知覚したはずの現実を認識しない防衛機制が働くことがあり、認めがたさとも相まって訓練的に対応したり、本人の行動を悪意あるものととらえて、本人との関係が悪化したりしていくケースさえある[7]。一方、本人も、

認知症の前駆状態である軽度認知障害の段階から，抑うつや意欲低下，不安を抱えていることが知られている[8]。小澤によれば，自分が引き起こすつまずきを自分で対処できないという認知機能の障害と，自分が遭遇している事態を危機と感じ取り，適切に対処できないことに不安や焦燥を抱くという情動の機能との間にずれがあり，それが本人を追い込み，BPSDを生む源になることから[9]，これらの症状を深めないためにも，早期から家族に認知症に関する情報的サポートと情緒的サポートの双方を含めた家族支援をすることが重要である。

5. 結論と今後の課題

物忘れ外来初診時の家族介護者の負担感には，認知症初期に障害されやすい認知機能と生活機能障害も関連していた。これらの障害は家族にとって認知症の症状と理解することが難しく，また，そのサポートのために家族の生活様式の変化を余儀なくされることが，負担感の原因と考えられた。したがって，心理教育や家族会などの家族支援プログラムで，認知症初期に障害されやすい症状や今後の見通し，生活障害を補う対応法や社会資源についての情報サポートを提供するとともに，情緒的サポートを充実させることが重要と考える。心理教育や家族支援プログラムの内容の検討や効果の検証については今後の課題としたい。

文献

1. 松田修：高齢者の認知症とサイコエデュケーション．老年精神医学雑誌 17(3)：302-306，2006．
2. 広瀬美千代：家族介護者の介護に対する肯定・否定両評価に関する文献的研究—測定尺度を構成する概念の検討と「介護評価」概念への着目．生活科学研究誌 5：175-187，2006．
3. 粟田主一：認知症に対応できる地域包括ケアシステムの確立に向けて．日本老年医学会雑誌 50(2)：200-204，2013．
4. 荒井由美子・田宮菜奈子・矢野栄二：Zarit 介護負担尺度日本語版の短縮版(J-ZBI_8)

の作成—その信頼性と妥当性に関する検討．日本老年医学会雑誌 40: 497-503, 2003.
5. 粟田主一：認知症初期集中支援チーム実践ブック—DASC による認知症アセスメントと初期支援．中央法規，2015.
6. 井口高志：認知症家族介護を生きる—新しい認知症ケア時代の臨床社会学．東信堂，2007.
7. 扇澤史子：家族心理教育の視点からの説明．繁田雅弘編：認知症の人と家族・介護者を支える説明，医薬ジャーナル社，2013，113-118 頁．
8. Geda, Y.E., Roverts, R.O., Knopman, D.S. et al.：Prevalence of neuropsychiatric symptoms in mild cognitive impairment and normal cognitive aging: Population-based study. *Arch Gen Psychiatry* 65(10)：1193-1198, 2008.
9. 小澤勲：痴呆を生きるということ．岩波書店，2003.

第5章

認知症家族介護者の介護負担感の特徴とその関連要因2
認知症アセスメントシート(DASC)と
ソーシャルサポートに着目した検討

扇澤史子／今村陽子／古田　光

1．背景と目的

　日本では，急速な高齢化を背景として，今後，認知症高齢者の急増が見込まれており，家族に介護が必要になったときに，性別，続柄，仕事や子どもの有無，家事の得意・不得意や健康や経済状態，そして介護意思の有無を問わず，誰もが非選択的・受動的に介護者になる（ならざるをえない）可能性が生じている[1]。

　2015年1月，厚生労働省が発表した「認知症施策推進総合戦略（新オレンジプラン）」[2]では，認知症をもつ本人への支援はもとより，本人を支える介護者への支援も重要な課題として掲げられている。診断は，認知症と向き合うプロセスの入口として，多くの家族にとって転機となりうるため，このときに適切な心理教育を提供することは重要である。

　筆者らは，認知症の家族介護者のニーズにより即した心理教育を行うために，介護負担感と関連する様々な要因のうち，初診時に認知症の家族介護者が，どのような認知機能や生活機能障害に負担感を感じているのかを地域包括ケアシステムにおける認知症アセスメントシート（Dementia Assessment Sheet in Community-based Integrated Care System，以下DASCとする）[3]を用いて検討してきた[4]。その結果，「身体的ADL」や「家庭外IADL」など，家族が直接的なサポートを要する内容のほか，加齢による変化と病的な変化との境界が曖昧で，認知症の症状と認識されにくい内容（「記憶」・「問題解決」）が関連していることが示唆された。さらに，負担感が，

これらの認知機能や生活機能障害に起因するだけでなく，進行とともに深まるこれらの障害のサポートのために家族の生活様式の変化を余儀なくされることも一因と考えられた。

そこで，本研究では，認知症をもつ人のソーシャルサポートの状況も新たに検討要因に加え，家族の介護負担感とどのように関連するのかについて検討することを目的とした。

2. 対象と方法

Aセンター物忘れ外来を2011年8月～2013年11月に初診した患者の家族介護者に自己記入式質問紙を配布し，有効回答が得られた512名（患者：80.8±6.1歳，男：女=159名：353名，介護者：59.2±12.4歳，男：女=159名：353名，同居：別居=315：197）を対象とした（表1）。

分析対象の家族介護者の基本属性は，年齢59.2±12.4歳（25～86歳），続柄は夫51名，妻92名，娘210名，息子102名，嫁44名，その他13名であった。また本人と同居している者は315名，別居は197名であった。なお被介護者（患者）の属性は，年齢80.8±6.1歳（58～95歳），性別構成は，男性159名，女性353名であった。

質問紙では，上記の患者と家族の属性（年齢と性別，同居の有無）のほか，DASC[3]，ソーシャルサポート[5]，Zarit介護負担尺度日本語版短縮版（以下，J-ZBI_8とする）[6]を尋ねた。患者には改訂長谷川式簡易知能評価スケール（以下，HDS-Rとする），Mini Mental State Examination（以下，MMSEとする）を施行した。

なお，DASC[3]は「記憶」，「見当識」，「問題解決・判断力（以下，問題解決とする）」，「家庭外IADL」，「家庭内IADL」，「身体的ADL」からなり，認知症疾患に起因する認知機能障害と生活障害を網羅している点，さらにClinical Dementia Ratingが1レベルの軽度認知症が検出可能であり，適切な内的信頼性，併存的妥当性，弁別的妥当性を有している点から，認知症の総合的なアセスメントツールとして有用と考え選択した（42頁，第2部第4章の表2参照）。

表1　家族介護者（回答者）と被介護者（患者）の基本属性

家族介護者 （回答者）	n		512
	男：女		159：353
	年齢（歳）		59.2±12.4
	年齢の範囲（歳）		25〜86
	続柄	夫	51(6.1%)
		妻	92(6.1%)
		娘	210(47.0%)
		息子	102(24.2%)
		嫁	44(7.6%)
		その他	13(9.1%)
	居住形態	同居：別居	315：197
被介護者 （患者）	n		512
	男：女		159：353
	年齢（歳）		80.8±6.1
	年齢の範囲（歳）		58〜95
	診断内訳	AD (with CVD)	335
		Mixed	29
		VaD	46
		DLB	23
		MCI	47
		WNL	32

注）AD(with CVD)；アルツハイマー型認知症（脳血管障害を伴う），Mixed dementia；混合型認知症，VaD；脳血管性認知症，DLB；レビー小体型認知症，MCI；軽度認知障害，WNL；正常範囲内

表2　ソーシャルサポートに関する質問項目[5]

(i) 患者さんには，困ったときの相談相手がいますか
(ii) 患者さんには，体の具合が悪いときの相談相手がいますか
(iii) 患者さんには，日常生活を援助してくれる人がいますか
(iv) 患者さんには，具合が悪いとき，病院に連れて行ってくれる人がいますか
(v) 患者さんには，寝込んだとき身の回りの世話をしてくれる人がいますか

　また，ソーシャルサポート[5]については，日常生活の通常の相談・支援体制の他，体調不良等の緊急事態への支援体制について検討できるため，負担感の関連要因の検索に用いることとした（表2）。

　J-ZBI_8は，Zarit et al.（1980）が介護負担を身体的・心理的負担や経済的困難などを総括して「親族を介護した結果，介護者が情緒的，身体的健康，社会生活および経済状態に関して被った被害の程度」[7]という定義に基づいて作成したZarit介護負担尺度の日本語版の短縮版である。これは，

表3 各指標の平均得点と標準偏差 (n = 512)

		range of score	Ave.	SD
J-ZBI_8	Total	0〜32	8.40	7.33
	Role strain	0〜12	2.12	2.93
	Personal strain	0〜20	6.15	5.00
DASC	Total	18〜72	37.83	11.70
	記憶	3〜12	6.54	1.90
	見当識	3〜12	5.27	1.76
	問題解決・判断力	3〜12	7.27	2.46
	家庭外IADL	3〜12	7.62	3.02
	家庭内IADL	3〜12	6.86	2.64
	身体的ADL	3〜12	4.26	2.10
認知機能	MMSE	0〜30	18.10	5.80
	MMSE 遅延再生	0〜3	0.60	1.00
	HDS-R	0〜30	17.50	6.40
	HDS-R 遅延再生	0〜6	2.00	1.90

5項目のPersonal strain（介護を必要とする状況または事態に対する否定的な感情の程度）と3項目のRole strain（介護によって介護者の社会生活に支障をきたしている程度）の信頼性と妥当性が確認された2因子で構成されており，因子ごとに負担感を検討できる点で有用と考えて選択した[6]。

3．結果

各指標の平均得点と標準偏差を表3に示した。また，J-ZBI_8[6]の合計点，2因子の「Role strain」と「Personal strain」を目的変数，患者と家族それぞれの年齢と性別，同居の有無，DASC下位尺度を説明変数とした重回帰分析（ステップワイズ法）を行い，表4の結果が得られた。

まず「Role strain」には，「家庭外IADL」（β = 0.226, 95% CI [0.103, 0.350], $p < 0.01$），「問題解決」（β = 0.214, 95% CI [0.093, 0.389], $p < 0.01$），「身体的IADL」（β = 0.138, 95% CI [0.055, 0.329], $p < 0.01$）との関連が認められた。

また「Personal strain」には，「問題解決」（β = 0.240, 95% CI [0.222, 0.754], $p < 0.01$），「家庭外IADL」（β = 0.214, 95% CI [0.163, 0.646], $p < 0.01$），「寝込んだとき身の回りの世話をしてくれる人」（β = −0.161, 95% CI [−3.708,

表4 負担感に関連するDASCとソーシャルサポートの要因（ステップワイズ法による重回帰分析結果）

	J-ZBI_8		Role strain		Personal strain	
	標準偏回帰係数β	相関係数	標準偏回帰係数β	相関係数	標準偏回帰係数β	相関係数
〈介護者・患者の属性〉						
介護者年齢	−0.038	−0.046	−0.019	−0.022	−0.087	−0.100*
介護者性別	0.078	0.097*	0.07	0.082†	0.050	0.059
居住形態	0.024	0.029	0.051	0.059	0.016	0.017
患者年齢	−0.040	−0.049	−0.03	−0.034	−0.028	−0.032
患者性別	−0.003	−0.003	−0.018	−0.021	0.002	0.002
〈DASC下位項目〉						
記憶	0.110	0.109*	0.068	0.063	0.105	0.097*
見当識	−0.002	−0.001	0.033	0.027	−0.006	−0.005
問題解決・判断力	0.214	0.149**	0.203	0.141**	0.240	0.158**
家庭外IADL	0.226	0.164**	0.233	0.158**	0.133	0.087
家庭内IADL	0.087	0.055	0.079	0.048	0.214	0.145**
身体的ADL	0.100	0.095*	0.138	0.122**	0.062	0.055
〈ソーシャルサポート〉						
困ったときの相談相手	−0.037	−0.026	−0.058	−0.067	−0.071	−0.075
体の具合が悪いときの相談相手	−0.116	−0.126**	−0.072	−0.083	−0.070	−0.072
日常生活の援助をしてくれる人	−0.001	−0.001	−0.039	−0.045	−0.036	−0.030
具合が悪いとき病院に連れていってくれる人	0.132	0.131**	0.025	0.029	0.103	0.103*
寝込んだとき身の回りの世話をしてくれる人	−0.159	−0.165**	−0.046	−0.054	−0.161	−0.158**
重相関係数(R)		0.605		0.513		0.537
決定係数(R^2)		0.366		0.263		0.289

**$p<0.01$, *$p<0.05$, †$p<0.10$
注）患者・介護者の性別，居住形態，ソーシャルサポート（有無）については，ダミー変数化して分析を行った。

−1.084]，$p<0.01$），「介護者の年齢」（$β=-0.087$，95% CI [−0.066，−0.004]，$p<0.05$），「具合が悪いとき病院に連れて行ってくれる人」（$β=0.103$，95% CI [0.409，4.898]，$p<0.05$），「記憶」（$β=0.105$，95% CI [0.029，0.526]，$p<0.05$）との関連が認められた。

以上の「Role strain」と「Personal strain」に関連のあった変数について最尤法による共分散構造分析を行い，複数のモデルから探索的に最良のモデルを検討したところ，図1のモデルが十分な適合度を示していることが示された（$χ^2(9)=10.601$，$p=0.304$，GFI=0.994，AGFI=0.982，RMSEA=0.019）。なお対象となった被介護者（患者）の認知機能は，MMSEが18.1±5.8点（遅延再生：0.6±1.0点），HDS-Rは17.5±6.4点（遅延再生：2.0

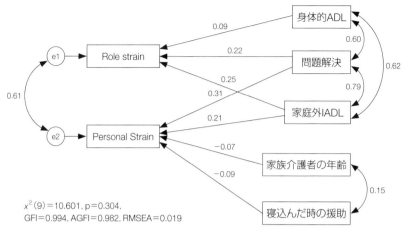

図1 認知機能・生活機能，ソーシャルサポートと負担感のパス図

±1.9点）と，軽度〜中等度レベルであった。また，ソーシャルサポートの各項目の有無による介護負担感の差を対応のないt検定で検討し，結果を表5に示した。

さらに，共分散構造分析の結果，ソーシャルサポート[5]のうち，負担感に関連していた「患者が寝込んだときの身の回りの世話をしてくれる人」の有無について，居住形態別に続柄の割合を検討したところ，同居の妻において，「援助者有り」と回答した者の方が「ない」と回答した者より多い傾向があり（$\chi^2(1)=2.847$, $p=0.092$），同居の息子では，援助者が「不在」と回答した者の方が多い傾向があった（$\chi^2(1)=2.473$, $p=0.099$）（表6）。

4. 考察

以上の結果に基づいて，物忘れ外来初診時の家族介護者の負担感に関連した要因について考察する。

まず，「Role strain（介護によって介護者の社会生活に支障をきたす程度）」には，買い物や交通機関の移動，金銭管理などの「家庭外IADL」と，入浴，着替え，排泄といった「身体的ADL」，電気・ガスが止まった時の対処や一日の計画，季節にふさわしい服装の選択といった「問題解決」が関連し

表5 ソーシャルサポートの有無における負担感の差（対応のない t 検定）(n = 512)

		n	割合(%)	J-DBL_8 Total Ave.	SD	Role strain Ave.	SD	Personal strain Ave.	SD
(i) 困ったときの相談相手	あり	475	92.8	8.01	6.99 **	2.01	2.81 *	5.93	4.77 *
	なし	37	7.2	13.41	9.62	3.46	3.94	8.89	6.88
(ii) 体の具合が悪いときの相談相手	あり	481	93.9	8.10	7.05 **	2.04	2.82 †	6.00	4.83 †
	なし	31	6.1	13.06	9.78	3.35	4.10	8.48	6.81
(iii) 日常生活を援助してくれる人	あり	458	89.5	8.23	7.13 n.s.	2.10	2.86 n.s.	6.04	4.88 n.s.
	なし	54	10.5	9.85	8.80	2.28	3.49	7.09	5.93
(iv) 具合が悪いとき病院に連れて行ってくれる人	あり	492	96.1	8.38	7.24 n.s.	2.13	2.91 n.s.	6.15	4.94 n.s.
	なし	20	3.9	8.90	9.57	1.80	3.47	6.15	6.52
(v) 寝込んだとき身の回りの世話をしてくれる人	あり	446	87.1	7.99	6.91 **	2.05	2.82 n.s.	5.88	4.70 *
	なし	66	12.9	11.20	9.31	2.55	3.57	7.95	6.46

** $p<0.01$, * $p<0.05$, † $p<0.10$

表6 「寝込んだとき身の回りの世話をしてくれる人」の有無による続柄と居住形態の内訳（n = 512）

	同居					別居				
	あり		なし			あり		なし		
	n	割合(%)	n	割合(%)	χ^2検定	n	割合(%)	n	割合(%)	χ^2検定
夫	44	15.3	4	14.8		3	1.9	0	0.0	
妻	87	30.2	4	14.8	†	1	0.6	0	0.0	
娘	85	29.5	7	25.9		94	59.5	24	61.5	
息子	50	17.4	8	29.6	†	36	22.8	8	20.5	
嫁	19	6.6	2	7.4		20	12.7	3	7.7	
その他	3	1.0	2	7.4	*	4	2.5	4	10.3	†
合計	288	100.0	27	100.0		158	100.0	39	100.0	

** $p<0.01$, * $p<0.05$, † $p<0.10$

ており，これは扇澤（2013）[4]と同様の結果であった．これらの3項目は，同伴や代理など物理的に一定の労力が求められる内容であるため，介護者の社会生活に支障をきたす負担感に関連すると考えられた．

また「Personal strain（介護状況に対する否定的な感情）」に関連していたのは，DASC の「問題解決」と「家庭外 IADL」，介護者の年齢のほか，ソーシャルサポートの「寝込んだときに身の回りの世話をしてくれる人(v)」の有無であった．ソーシャルサポートの他の項目が有意に関連しなかった理由として，「相談（(i)，(ii)）」と「日常生活支援（iii）」は，必ずしも

時間や場所が拘束されずにできる支援であること,「付き添い（iv）」は拘束時間が限定的であることが理由として考えられた。

一方の「寝込んだときの援助（v）」は，物理的に拘束されただけでなく，援助に要する期間の見通しがもちにくく，仕事や家事などに様々な支障が生じるため，介護状況への否定的感情につながりやすいと考えられた。居住形態別の続柄の割合では，同居の息子において，援助者が不在と回答した者が多い傾向があったが（表6），息子は仮に同居であっても，仕事等のため介護に専念しづらいことも多く，副介護者がいない場合，本人が寝込んだ場合の介護体制に難渋すると考えられた。

認知症が進行する病であることは，本人・家族を含む多くの人が知るところとなり，緩徐な進行に伴うサポート体制の緩やかな構築はもちろんのこと，時期も期間も予測不可能である「万が一」の事態のサポート体制について家族が不安や負担を抱くのは当然である。同居，別居を問わず，介護状況が発生した際に，その援助的関わりにおいて，身内が相互に理解し，支え合えるように話し合っておくことは重要であるが，自分のほかに頼れる身内がいない場合や，介護者自身に健康問題がある場合は，寝込んだときの援助者の不在は切迫した問題として身に迫る。実際に，回答者のうちの12.9%が，寝込んだときの援助者がいないと感じており，診断の時点ですでに心理的に孤立し，重い負担感を抱いた状態で介護が開始されている状況であることが示唆された。

したがって，認知症支援に携わる医療介護従事者は，本人のみならず，家族介護者の置かれている状況についてもアセスメントをすることが望まれ，とくに「寝込んだときの身の回りの世話人」の有無について，主介護者がどのように感じているか確認しておくことは重要である。

以上より，認知症の入口で行う心理教育で，家族が抱く負担感に関連のある生活機能や認知機能障害を補う具体的な工夫[8]を伝えることと併せて，万が一の事態をも見据えた社会資源利用に関する情報を伝えておくことの重要性が示唆された。

また，とくに介護者が高齢の場合，社会に氾濫している情報の中から，

必要な情報に到達するのは困難であることが知られているが[9]，仮に介護者が子世代であっても，診断の受け入れがたさや多忙さ等とも相まって，結果的に必要な情報にアクセスできぬまま，認知症の深まりとともにいつしか生活が難渋していたということも少なくない。社会経済的地位の低さや社会的つながりの乏しさも，介護者の精神的，身体的健康度に影響を与えることから[10]，認知症支援に関わる医療介護従事者は，介護者の心理社会経済的背景をも含めたアセスメントを行い，今後介護が難渋しそうな家族には，あらかじめ断りを入れて地域関連機関とつなぐ支援を試みるとともに，少なくとも緊急時の相談窓口を伝えておくことが望まれる。

いずれにせよ，万が一の事態を見据えた社会資源利用は，一朝一夕には成り立たず，家族が社会資源導入の際に抱く心理的葛藤へのサポートも重要である。他者からの援助を受けることに抵抗感がある場合，有用な支援が届きにくいことがあり，支援者は本人の価値観を尊重しつつ，そのような人にこそ，他者の援助を得ながら自分らしく生活するという自立観[11]もあること，早くから相性のよい支援者を見つけることで，いざというときに本人と家族の支えとなるというメリットとともに伝えることが望まれる。

5．結論と今後の課題

　物忘れ外来初診時の家族介護者の負担感のうち，「Role strain（介護によって介護者の社会生活に支障をきたす程度）」には，「家庭外 IADL」，「身体的 ADL」，「問題解決」など，サポートのために物理的に一定の介助を必要とし，生活様式の変化を迫られる内容が関連していた。また，「Personal strain（介護状況に対する否定的な感情）」には，「問題解決」，「家庭外 IADL」，介護者の年齢のほか，ソーシャルサポートのうち，「寝込んだときの日常生活の世話をしてくれる人」の有無が関連しており，緊急時の介護で立ち行かなくなる可能性に対して負担感を抱いていることが示唆された。

　本研究の結果から，認知症初期の家族心理教育において，本人と家族の双方を見立てることと，それに基づいて負担感に関連のある生活機能や認

知機能障害を補う具体的な工夫とともに，万が一の事態をも見据えた社会資源利用に関する情報を伝えることが重要と考えられた．このとき，必要な情報にアクセスすることが不得手である介護者や，支援を受けることに抵抗感のある介護者には，少なくとも緊急時に適切な援助希求行動を取ることができるように，多くの人が通過する専門外来受診の機会に，必要最低限の情報と相談窓口を伝えておくことが望まれる．併せて，緊急事態が生じる場合であっても，本人・家族の安心した生活を継続できる地域連携システムを構築することが重要と考えられた．

文献

1. 井口高志：認知症家族介護を生きる―新しい認知症ケア時代の臨床社会学．東信堂，2007．
2. 厚生労働省・老健局高齢者支援課：「認知症施策推進総合戦略～認知症高齢者等にやさしい地域づくりに向けて～（新オレンジプラン）」について，2015．http://www.mhlw.go.jp/file/04-Houdouhappyou-12304500-Roukenkyoku-Ninchishougyakutaiboushitaisakusuishinshitsu/02_1.pdf（2018年6月26日アクセス）
3. 粟田主一：認知症に対応できる地域包括ケアシステムの確立に向けて．日本老年医学会雑誌 50(2)：200-204, 2013.
4. 扇澤史子, 粟田主一, 古田光ほか：認知症家族介護者の介護負担感の特徴とその関連要因．生存科学 25(1)：187-194, 2014.
5. 村岡義明, 生地新, 井原一成：地域在宅高齢者のうつ状態の身体・心理・社会的背景要因について．老年精神医学雑誌 7(4)：397-407, 1996.
6. 荒井由美子, 田宮菜奈子, 矢野栄二：Zarit 介護負担尺度日本語版の短縮版 (J-ZBI_8) の作成：その信頼性と妥当性に関する検討．日本老年医学会雑誌 40：497-503, 2003.
7. Zarit, S.H., Reever, K.E., & Bach-Peterson, J.：Relatives of the impaired elderly: Correlates of feelings of burden. *Gerontologist* 20：649-655, 1980.
8. 松田修：高齢者の認知症とサイコエデュケーション．老年精神医学雑誌 17(3)：302-306, 2006.
9. 斎藤正彦：高齢単身者, 高齢核家族が安心して生活するために．老年精神医学

雑誌 18(4)：363-368，2007.
10. Schulz, R. & Sherwood, P.R.：Physical and mental health effects of family caregiving. *Am J Nurs* 108：23-27, 2008.
11. 出口泰晴：「自立」ということばについて感・返る―その2．地域リハビリテーション 9(3)：323-324，2014.

第3部
生存科学叢書

これからの認知症医療

第6章

認知症の人に対する
精神科アウトリーチサービスの検討

上野秀樹

1. はじめに

　世界で最も高齢化が進む日本では，認知症の人が急増している。2013（平成25）年6月の厚労省の研究班の発表では，すでにこの日本に462万人の認知症の人が存在し，さらに認知症の予備軍とされる軽度認知機能障害の人が400万人いるという。これは，65歳以上の高齢者の4人に1人が認知症，もしくはその予備群という衝撃的な数字である。今回の検討の結果，認知症の人に対する精神科アウトリーチサービスは，認知症施策推進5カ年計画（通称，オレンジプラン）[1]で行われている認知症初期支援施策とあわせて，認知症の人の地域生活を支援し，認知症に関する問題を解決するきわめて有効な方法であることがわかったので，以下に報告したい。

　まず，現在の日本の認知症医療の現状を知っていただくために，私が2009（平成21）年11月より認知症の人のための精神科アウトリーチサービスを行うようになったいきさつを紹介する。

2. 認知症の人への精神科アウトリーチサービス

(1) 都立松沢病院 認知症精神科専門病棟での経験

　筆者は，1992（平成4）年に大学を卒業して医師になり，以後21年間にわたり精神科医療の臨床に従事してきた。認知症の人の精神科医療に本格的に携わるようになったのは，2004（平成16）年4月からの3年間，東京都立松沢病院の認知症精神科専門病棟を担当してからである。当時の東京

都の認知症精神科医療施策は認知症精神科専門病棟への入院医療を中心としたものであった。都立松沢病院では東京都の精神科医療の最後の砦として，認知症精神科専門病棟においても，精神症状が激しい人，重い身体合併症がある人，複雑な背景を抱えた人など，民間病院で断られてしまうようなケースを中心に，どんな困難なケースでも断ることなく対応していた。

筆者が病棟を担当していた3年間で180名弱のケースを入院加療した。認知症対応のベッドは25床だったので，平均150日程度の入院期間ということになる。一般の精神科病院では，「施設がいっぱいだから」「施設をすぐに利用できないから」というような理由で認知症の人のレスパイト的な入院を受けていることがあるが，都立松沢病院では，あくまでも施設では手に負えないほどに精神症状が激しいケースしか入院させていなかった。

東京都では，高齢者精神科医療相談班（以下，老人班）を通じて，特色ある認知症施策を推進していた[2]。まず，この制度を紹介しよう。

老人班とは，都内3か所にある精神保健センターに設置された精神科医師と看護職のチームである。このチームは，精神症状のために通常の外来受診が困難な認知症高齢者の家庭を，地域の担当者とともに訪問して診察し，今後の対応方法や認知症専門病棟への入院を含めた処遇の相談を行う。ただし，診察を行うのみで，治療機能はもっていない。

訪問の対象は，

- 病院嫌い，医者嫌い，暴れるなどのために家族や関係機関が，認知症高齢者を病院に連れて行くことができず困っているケース
- 幻覚・妄想・焦燥・易怒性・不安・暴力・徘徊・大声・迷惑行為などの認知症に伴う激しい行動・心理症状に対して近隣住民，民生委員や関係機関が困っているケース

である。

実際の訪問は以下のように行われる。まず，家族，近隣住民，民生委員等の関係者が，地域の高齢者担当相談窓口（各区の保健センター，福祉事務所，区役所，保健福祉センター，地域行政センター，保健所，保健相談所，地域包括支援センター等）に相談する。その後，地域の保健師や地域包括支

援センターの職員が訪問して問題点を整理した上で、老人班に訪問の依頼を行うことになる。

依頼を受け、訪問した老人班の精神科医師が本人を診察し、認知症精神科専門病棟への入院を含め今後の処遇を相談することになる。

〈東京都高齢者精神科医療相談班〉
- 東京都高齢者精神科医療相談班を利用した専門病棟への入院の流れ
 家族・近隣住民・民生委員等で認知症のためと思われる問題行動で困っている方
　　　↓
地域の高齢者相談窓口に相談に相談
　　→保健師、地域包括センター職員の訪問
　　　↓
高齢者精神医療相談班に訪問依頼
　　→精神科医、看護職が訪問
　　　→家族・関係者と処遇相談（含入院相談）
　　　　→専門病棟への入院

松沢病院では老人班が関与したケースを多く入院させる中で、認知症で精神症状が問題となるケースでは、医者嫌い・病院嫌いが多く、家族や関係者が対応に困っても、医療機関に連れて行けないために適切な医療を受けることができない場合が多いことがわかったのである。

このように松沢病院では、精神科の認知症病棟への入院のニーズの多さについて身をもって体験した。一人が退院するとすぐに次の方が入院するという状況であった。どのケースの入院の希望もとても切実なもので、何とか早く入院させてあげたいと思ったことを記憶している。入院された方のほぼ7～8割は精神科薬物療法で比較的良好に精神症状が改善され、当時は「重度の精神症状をもつ認知症の人の治療のために精神科への入院加療が必要であること」に疑いをもっていなったのである。

そして，松沢病院では精神科のない医療機関からの転院の依頼を数十件受けた。「とてもたいへんな状態」ということで転院の依頼があったのであるが，実際に転院してみると比較的少量の精神科薬物療法で劇的に精神症状が改善する人が多かったのである。「もし，私が往診することができれば，そもそも転院させる必要はなかったのではないか」と考えたのが，認知症の人への精神科アウトリーチサービスを考えたきっかけであった。松沢病院時代にも精神科のない医療機関への対診を検討したが，時間的に難しく断念した経緯がある。

(2) 海上寮療養所での認知症診療の経験

　2010（平成20）年11月，認知症精神科病棟の新設を検討していた海上寮療養所に転職することとなった。重い精神症状をもつ認知症の人は精神科入院が不可欠であると信じていた筆者は，認知症病棟の設計から関与して最高の精神科医療を提供しようと考えていたのである。しかし，新しい認知症病棟ができる前は，既存の病棟で入院対応をすることとなる。海上寮は，当時199床の4病棟すべてが開放病棟の病院であった。筆者は精神症状のあるアルツハイマー型認知症，レビー小体型認知症の人それぞれ一人ずつを入院加療した。海上寮療養所の開放病棟は朝6時から夜8時まで出入り口が開いており，人の出入りが管理できない構造となっている。このため，徘徊が問題となったりする認知症の人が入院した場合，隔離室での隔離が必要になったり，ベッド上の身体拘束が必要となったりして，かえって行動制限が厳しくなってしまったのである。筆者は新しい病棟ができるまでは，認知症の人の入院加療をしないことに決めた。入院医療をしなくて済むように，いろいろ外来診療のやり方を工夫することにしたのである。

　海上寮療養所の周囲には，認知症の精神科医療を積極的に提供している医療機関はなかった。そこで2011（平成21）年4月に物忘れ外来を開設し，多くの患者さんが訪れてくれることを期待していた。しかし，ふたを開けてみると新患は月に1〜2名しか来院せず，診察室には閑古鳥が鳴いてい

たのである。

　いろいろ調べてみると，もともと当院は1931（昭和6）年に結核療養所として開設された病院で，受診される高齢者にとっては「肺病の病院」，ご家族にとっては「精神科病院」ということで受診の敷居がとても高かったということがわかったのである。

　そこで，患者さんが来院できないのであれば，こちらから出向いていこうということで，2011（平成21）年11月より，念願の認知症の人への精神科医療アウトリーチサービスを始めることにした。東京都の高齢者精神科医療相談班に診療機能をプラスしたものとして制度設計を行った。

　具体的には，以下の二つのサービスを提供することとした。
・精神症状のために精神科外来を受診できない患者さんのところへ精神科医師が往診するサービス
・精神科のない一般科病院，介護保険施設等に精神科医師が往診するサービス

施設には定期的に訪問していたが，在宅の認知症の人に関しては通常の外来が受診可能な場合には外来を受診していただくこととし，定期的に医師が訪問する形式にはしなかった。

　地域のケアマネ連絡会などで積極的に宣伝し，その後は口コミで広まり，多い時には毎月の新患数が30名を超えていた。

　実際に，診療の工夫を行うと認知症の人の精神科入院はほとんど必要がないことがわかり，海上寮療養所の認知症病棟の新設計画も中止となったのである。

3. 認知症の人のための精神科アウトリーチサービスの有効性の検討

(1) 認知症の人に必要な支援とは

　現在，認知症は，

いったん正常に発達した知的機能が，複数の認知機能障害が存在するこ

とで低下し，社会生活・日常生活に支障を来している状態

として定義されている。認知症は，複数の認知機能障害による生活障害として定義されており，こうした認知症の人に対して，私たちは適切な支援を提供する必要があるのである。

　認知症は圧倒的に高齢者の割合が高い。そして，高齢の認知症においては，高齢化による身体機能低下という身体機能障害や一部の認知症の人には，行動・心理症状という精神症状が認められることがある。また，認知機能障害はほぼ知的障害に相当するものであることを考えると，認知症においては，従来の分類による3障害すべてが認められる可能性があるということになる。

　ここで認知症に関して，最近の障害学の成果である障害の社会モデルの考え方をあてはめてみよう。

　障害については，以前は医療モデル的な考え方が主流であった。医療モデルにおいては，障害者問題の原因を例えば，「見えない目」，「聞こえない耳」，「動かない手足」などの機能しない体の部分に求める。するとその解決は，「見えない目を見えるようにすること」，「聞こえない耳を聞こえるようにすること」，「動かない手足を動くようにすること」，すわなち，医療やリハビリということになる。不幸にして，医療やリハビリでも改善しなかった障害者は，社会の保護や憐憫の対象となっていたのである。これに対して，社会モデルの考え方では，多種多様な存在である人間存在を配慮することなくつくられている社会システム自体が障害者問題をつくり出していると考える。例えば，3階建ての建物があって，上下の移動手段が階段しかなければ，両下肢が麻痺した車いすの人は上下階の移動が難しい。ここで，上下の移動手段にロッククライミング用の壁しかない3階建ての建物があったらと想像してほしい。こんな建物では，五体満足の普通の人も上下階の移動が困難となるであろう。このように，どのような人が社会生活の中で困難を感じるか，すなわち社会生活上の障害があるのかは，本人の要因ではなく，社会の側の要因で決まると考える考え方が障害の社

会モデルである。この考え方では，社会のあり方を変えることが，障害者問題を解決することになる。社会が障害のある人に対して合理的配慮を提供することが障害者問題を解決することになるのである。

　障害の社会モデルの考え方からは，認知症の問題を解決するためには，認知症の人の生活障害に対して社会が適切な合理的配慮を提供することが必要となる。それは，社会全体の環境整備により認知症の人が暮らしやすい社会をつくることと，個別の認知症の人への適切な支援の，2段階で行われることとなる。

　このためには，社会全体の認知症に対する正しい理解と個別の認知症の人のニーズを適切にくみ上げることが必要となる。

(2) 認知症の人が暮らしやすい社会とは

　認知症の人が暮らしやすい社会とはどのようなものであろうか。

　認知症の二つの症状，認知機能障害と行動・心理症状から考えてみよう。

　認知症では，もの忘れや判断力の低下という認知機能障害と，一部の認知症の人には，不安，焦燥，幻覚，妄想，易怒性，興奮，徘徊，不潔行為などの行動・心理症状と呼ばれる精神症状が生じてくることが知られている。認知機能障害によって生じてくる生活障害に関しては，現在介護保険サービスを利用することでかなりの部分が対応可能である。現場で困ってしまうのは，行動・心理症状などの精神症状が生じてしまったときである。

　それでは，なぜ認知症の人に行動・心理症状などの精神症状が認められるようになるのであろうか。

　もの忘れや判断力の低下のある認知症の人は，様々な生活障害に直面することになる。いままで，できていたことができなくなってしまったり，その理由を考えてもわからなかったり，何かを思い出そうとしても思い出すことができない。いままで慣れ親しんだ周囲の社会が，理解できないものに変わっていく。もの忘れがひどくなると置き場所を忘れて，大切なものがなくなってしまったり，本人にとっては，予想だにできない出来事が次々と起こったりする。そうすると，毎日の暮らしから安心感が失われ，

不安が募るようになる。自分を守るために金銭に執着したり，過度に疑い深くなり，攻撃的になったりする。どこかへ行こうとしても，場所がわからず，迷うことが多くなり，そのうちにどこへ行きたかったのかも忘れてしまったりする。混乱は混乱を呼び，生活の支障は加速度的に高まっていく。これは，実際の能力以上に認知症の人の社会適応能力が低下した状態であり，認知症における「つくられた障害」と呼ばれている。

　また，認知症の人は言葉で表現するのが苦手である。例えば，普通の人であれば便秘でおなかが張って苦しければ，それを表現することで適切な支援が得られるであろう。しかし，認知症の人は，そもそもこうした理解をすることができず，言葉で表現することも難しかったりする。人間，おなかが張って苦しければ，いらいらしてしまうし，苦しさに大声を出してしまうかもしれない，近くの人を叩いてしまうかもしれないのである。

　このように認知症の人の行動・心理症状は，認知機能障害のある認知症の人の周囲の環境に対する混乱であったり，言葉で表現することが苦手な認知症の人の言葉にならないメッセージであったりするのである。国民一人一人が認知症を正しく理解し，社会全体で必要な合理的配慮を行うことで，認知症の人が混乱せず，日常生活で不安を感じないような環境が整備され，個別の認知症の人に対してもその人の認知症を正しく理解し，混乱しないように周囲の環境を調整し，必要な合理的配慮を提供することができれば，こうした認知症の人の精神症状は最小限とすることができることであろう。認知症における「つくられた障害」も今すぐにでも最小化が可能なのである。

(3) なぜ日本で精神症状を生じる認知症の人が多いのか

　残念ながら，現在の日本では，急速に進んだ高齢化で認知症の人が急増したため，さらに従来の日本の福祉政策の問題のために，認知症の人に対する社会の合理的配慮が不十分な状態となっている。

　従来の日本の福祉政策は以下のような問題点をもっている。障害のある人はその障害に関して専門的なケアができる施設で一生涯暮らすことが望

ましいと考えられていた時代に，日本は民間事業者にそうした施設をつくらせたのである。身体障害者のための施設，知的障害者のための施設，精神障害者のための精神科病院などである。日本では，民間事業者に障害者の収容施設をつくらせたため，障害者を隔離・収容することが民間企業の仕事になってしまった。そのために私たちの意識がかわり，障害者も地域で一緒に暮らすという考え方が一般的になった現在も，障害者の収容施設を閉鎖することができないのである。精神障害においても，全世界の精神科病床185万床の約2割にあたる35万床という多くの精神科病床が日本に存在し，社会的に必要性がなくなった過剰な病床（ある試算では20万床程度）を閉鎖することができない状態が続いている。精神科病床の9割をしめる民間精神科病院では，入院患者数の減少が経営悪化〜倒産に直結するため，入院者数が減少している今も病床の削減ではなく，精神科入院対象の拡大に躍起になっている。

このように日本では多くの障害者が施設に収容されており，また初等・中等教育においても分離教育が原則となっているため，一般の人々は生活の中で障害のある人に出会うことはない。このため，社会全体の障害に関する理解，多様な人間存在に対する理解が乏しいという現状がある。認知症の人は，障害に関して理解が不十分な社会の中で，大きな生活上の困難に直面し，個別の生活障害に対しても適切な支援が得られず，混乱を生じることが多かったのである。もし，日本で社会全体の障害に関する理解が十分であったなら，これほどまでに精神症状を生じる高齢者が生じることはなかったであろう。

(4) 認知症精神科訪問診療の機能

これから，今回の研究で明らかになった認知症の人に対する精神科訪問診療の機能をみてみよう。

①危機回避機能

これは，認知症の人が行動・心理症状を含む精神症状で危機的な状況に陥ったときに危機を回避する機能である。適切な精神科アウトリーチサー

ビスにより，危機を回避することができれば，リロケーションダメージを生じることなく，住み慣れた地域での継続した生活が可能となる。認知症精神科アウトリーチサービスの最も重要な機能とも言える。代表的なケースを紹介しよう。

［ケース1］88歳男性。アルツハイマー型認知症，高血圧
　　　　　　妻，長男一家と同居

　頑固な元職人さんで，数年前にペースメーカーの埋め込みをしていた。高血圧でかかりつけの内科医から，十数年来の不眠のためにハルシオンを処方されていた。連れて行かれて戻ってこれなくなることを怖れてか，病院嫌い，施設嫌いが強い人であった。2年前からもの忘れなどの認知機能障害がでて徐々に進行していたが，自分で内服薬の管理をきちんと行っているなど，その程度は軽度であった。同じ部屋で寝ていた中等度の認知症の妻が数か月前から夜間に騒ぐようになり，本人の不眠が増悪，本人はいらいらすることが多くなっていった。そのうち，駐車中の車にマジックで悪戯書きをしたり，家の前の道路に空き缶や一升瓶，皿や洋服などを投げたりするようになった。数日前から，近隣の玄関先で新聞紙を丸めて火をつけたりするようになったため，行政直営の地域包括支援センターを通じて，「入院させてほしい」とご家族が相談に来たケースである。

　認知機能障害が軽度で，病院嫌いが強いこのケースでは，精神科病棟への入院を本人が納得することはありえない。入院のためには強制力を使わざるをえず，その過程で命を落とす可能性もあった。私が「入院はできませんが，何とかします」と告げたとき，とても落胆したご家族の姿を今でも思い出す。

　このケースでは，当院に相談の電話があった段階で，すでに複数回，近隣宅で新聞紙を丸めて火をつけて放置ということをしていたので，一刻の猶予もなかった。地域包括支援センターと相談の上，本人が病院嫌いであることを考えて，病院の医師としてではなく，高齢者の健康診断をしている市役所の職員ということで訪問をした。「わざわざ役所から来てくれた

のか」と私の前では，本人はご機嫌で，必要な診察，採血などをすることができた。しかし，家族に対しては興奮しやすく，易怒的な状態が続いていた。

　このケースでは，緊急性があり，かつ，環境調整には限界があったので，最初から精神科薬物療法を行った。当初なかなか内服していただくのに苦労したが，少量の精神科薬で精神症状は劇的に改善。副作用はほとんどなく，にこにこと機嫌よく暮らせるようになったのである。

　携帯電話で頻回に連絡をしてもらい，副作用の有無，精神症状の様子をチェックした。4年以上たった現在も，認知機能障害の進行はゆっくりで（HDS-Rで10点台），BADLは自立した生活を送っている。

　このように，ちょっとした精神医学的介入があれば，精神症状による危機的な状況を回避し，住み慣れた地域での生活を継続することができる可能性があるのである。

②**精神科入院回避機能**

　家族が認知症の人の精神症状で疲弊してしまい，本人の精神症状の治療と同時に家族のレスパイトが必要なケースも多い。この場合も，精神科アウトリーチサービスと介護力のある介護施設へのショートステイを組み合わせることで，精神科への入院は回避可能となる。代表的なケースを紹介しよう。

　[**ケース2**] 82歳男性。夜間せん妄状態，血管性認知症，高血圧
　　　　　妻，長男一家と同居の7人家族

　40歳台から高血圧を治療中で，多発性脳梗塞が認められていた。79歳頃に脳梗塞があり，入院加療。麻痺などの後遺症は残らなかったが，認知機能障害が認められるようになった。半年くらい前からは，夕方になると自宅を出てしまうことがあった。物盗られ妄想も認められていた。

　そのうちに，夜間は別人のようになって，自宅内を徘徊し，「誰かを殺してしまいそう」などと言って自分で両手・両足を縛って立っていたり，ベッドを叩いて大きな音を出したりするようになった。このような状態が

1週間続いたため，疲弊しきった家族が入院治療を求めて来院した。

　日中受診時の本人は穏やかでADLも自立していた。すぐに地域の往診先の施設にショートステイをお願いし，ショートステイ先に数回の往診を行った。介護力の高い施設での適切な介護と精神科薬物療法の調整で，2週間ほどで精神症状は落ち着き，在宅生活に戻ることができたのである。

　介護力の高い施設へのショートステイと精神科医療のアウトリーチサービスの組み合わせは，認知症の人の精神症状に対してきわめて有効性の高い対応手段である。施設でもいざというときの精神科医療のバックアップがあれば，相当重い精神症状のある認知症の人であっても安心して受け入れが可能となるのである。

　③診断機能

　地域には，そもそも認知症なのか，精神疾患なのがわからない精神症状のある高齢者のケースが多く存在する。適切な介入のためには，精神医学的な診断が必要となるが，通常の外来受診が困難なケースも多い。こうした場合にも精神科アウトリーチサービスは大きな威力を発揮する。

(5) 精神科アウトリーチサービスの実際

　訪問先ごとの精神科アウトリーチサービスの実際をみてみよう。

　訪問用端末が整備された電子カルテシステムが導入されてからの1年間（2011〔平成23〕年10月から2012〔平成24〕年9月）の新患のデータをまとめたものである。

　①自宅への訪問

　自宅へ訪問した新患ケースは，30件である（表1）。

　外来受診中の人の自宅での生活の様子を見るための往診が3例あった以外は，精神症状のために通常の外来受診が困難なケースであった。妄想性障害やアルコール精神病が多かったのが特徴である。さらに，ほとんどのケースで「役所で高齢者の健診をしている職員」という設定で訪問したので，訪問回数は1回が23例と最も多かった。

　往診後の精神科医療の提供で外来受診が可能となったケースが8例，診

表1 自宅への往診

●往診回数	
1回	23
2回	2
3回	5
4回以上	0

●診断名(精神疾患)	
妄想性障害	6
アルコール精神病	5
せん妄状態	2
統合失調症	1
知的障害	1

●診断名(認知症疾患)	
アルツハイマー型認知症	15
レビー小体型認知症	2
血管性認知症	1
混合型認知症	1
前頭側頭型認知症	1

表2 往診後の経過

情報提供, 他のサービスにつなげた例	12
受診可能となる	8
自宅での生活の様子を見るための往診	3
施設入所	3
介入不調	2
不明	2

断をつけて情報提供し，他の支援サービスにつなげた例が12例あった（表2）。

往診後の経過が不明なケースは2例で，往診による介入が不調に終わったケースが2例あった。

1例は63歳女性の統合失調症のケースである。本人の状態像の評価とその後の治療方針をめぐって，夫と娘，さらに複数の本人の親族が激しく対立し，結局精神科医療の介入に至らなかった。

もう1例は，79歳男性のアルコール依存症，アルコール精神病のケースである。あらかじめ詳しく往診の手順を相談して決めてあったにもかかわらず，担当ケアマネの手違いで，本人が激怒してしまい，精神科医療介入に至らなかったケースである。

自宅への精神科アウトリーチサービスモデルは，精神症状のために受診できないケースに往診し，診断をつけ，必要な精神科医療を提供し，または必要なサービスにつなげるサービスである。地域の医療資源，介護資源との連携があれば，初期集中支援チームのように認知症の人が地域生活を継続するのに必要なサービスを集中的に提供することも可能であった。

③施設への往診

44例の新患ケースがあった（表3）。10を超える施設（特別養護老人ホ

表3　施設への往診

●往診回数	
入所中	37
ショートステイ中	6
デイサービス利用中	1

●診断名(精神疾患)	
せん妄状態	11
うつ病	6
アルコール精神病	3
妄想性障害	1
解離性障害	1
てんかん	1
統合失調症	1

●診断名(認知症疾患)	
アルツハイマー型認知症	30
血管性認知症	3
パーキンソン病に伴う認知症	3
レビー小体型認知症	2
混合型認知症	1
MCI	1

表4　リハビリ病院への往診

●診断名(精神疾患)	
せん妄状態	7
うつ病	3

●診断名(認知症疾患)	
アルツハイマー型認知症	9
血管性認知症	1
混合型認知症	1
レビー小体型認知症	1
MCI	1

ーム，養護老人ホーム，認知症対応グループホーム，小規模多機能居宅介護，有料老人ホームなど）に，月に1回もしくは2週間に1回の定期的な往診をしていた。

　入所中のケースが37例，ショートステイ中が6例であった。ショートステイ中のケースへの往診では，精神症状のあるケースで家族のレスパイトと精神科医療による治療を兼ねていたケースがある。また，往診先のデイサービスを利用中の高齢者が腹痛，高血圧を呈し，診察の結果，腹部大動脈瘤として外科病院に紹介，手術となったケースが1例あった。

　施設入所中にせん妄状態を呈したケースの割合が高かった。また，もともとうつ病で精神科に複数回の入院歴のあるケースで，施設入所をきっかけに抑うつ状態が増悪し，激越型うつ病の症状を呈し，精神科病院へ入院となったケースが1例あった。

④リハビリ病院への往診

　このリハビリ病院には，継続的に2週間に1回の往診をしており，17例の新患ケースがあった（表4）。

　入院中のせん妄状態への対応が多かった。

表5　急性期一般科病院への往診

●診断名(精神疾患)	
うつ病	5
せん妄状態	3

●診断名(認知症疾患)	
アルツハイマー型認知症	5
血管性認知症	1

表6　認知症で病院に入院中の人の総数と精神科病床に入院中の人の数とその割合

	病院に入院中の人の総数	精神科病床に入院中の人の数	割合(%)
1999(平成11)年	54,000	36,700	67
2002(平成14)年	71,000	44,200	62
2005(平成17)年	81,000	52,100	65
2008(平成20)年	75,000	51,500	68
2011(平成23)年	77,800	53,400	69

⑤急性期一般科病院への往診

　平均在院日数が20日以内の急性期病院で，基本的に往診は1回のみである。診断を含めた診療情報を提供し，今後の精神科的治療に関して主治医に助言を行った（表5）。

　激越型うつ病により病棟内で自殺企図が認められた1例は，精神科病院への入院紹介となった。

　海上寮療養所では，ほとんどのケースが精神症状のあるケースである。1年間，往診の新患99例のうち，結果として精神科病院に入院が必要であったケースは，2例にすぎなかった。

4．認知症精神科訪問診療が解決する問題
(1) 認知症の人の精神科入院の問題

　現在，日本では精神科病院への認知症の人の入院が問題となっている。

　認知症を主傷病として一般病院を含めた病院に入院している人の総数と，そのうち精神科病床に入院している認知症の人の数，その割合を示す。（厚労省患者調査[3)4)]；表6）

　精神科病床の数は約35万床なので，精神科病床の約15％が認知症の人

で占められていることがわかる。そして，認知症を主傷病として病院に入院している人のうち，だいたい67％程度が精神科病床に入院しているということになる。日本のように認知症の人を精神科病院に入院させている国はほかにはない。

　認知症の人を精神科病棟に入院させる場合は，大きな問題が生じてくる。それは何であろうか。

　認知症の人は，自分が認知症に罹患しており，治療が必要であるという病識に乏しいことが多く，また，適切に自分の意思を表明できないこと多いため，精神科入院における入院形態は，本人の意思によらない非自発的入院である医療保護入院である。このように認知症の人の精神科入院においては，そもそも入院の形式からして，本人の意思は無視されている。しかし，認知症の人の精神症状は，その認知機能障害のための混乱であったり，言葉で表現できない認知症の人の言葉にならないメッセージであったりする。認知機能障害のために精神症状における環境的な影響はきわめて大きい。社会からの隔離と収容，監視と管理，精神障害者の自己決定権の軽視という精神科病院に特有の文化がつくり出されていることが多い精神科病棟の環境は，確実に，入院した認知症の人の精神状態に大きな悪影響を与えてしまう。さらに病院という白い壁，並べられたベッド，白衣の人々が忙しく動き回る環境の中では，認知症の人の混乱，恐怖は倍加する。このように管理的な環境になりがちで本人の意思が尊重されない傾向がある精神科病院の中では，治療すべき対象の精神症状がかえって悪化してしまう場合も多いのである。

　もし，認知症の人が暮らし慣れた環境で，必要な精神科医療が提供されれば精神科病院に入院させるよりもよく改善する可能性が高いのである。認知症の人の精神科入院の問題を解決する一つの方法が認知症の人に対する精神科アウトリーチサービスなのである。

5．今後の課題

　現在，認知症になっても本人の意思が尊重され，できる限り住み慣れた

地域のよい環境で暮らし続けられるために，認知症の人やその家族に早期に関わる「認知症初期集中支援チーム」の事業が行われている。日本では精神症状を生じる高齢者が多いために，初期集中支援チームの対象に多くの精神症状のある高齢者が挙がってきている。まさに認知症の人のための精神科アウトリーチサービスが必要とされているのである。しかし，各地域の事業から挙がってきているのは，こうした困難ケースに十分対応できないという報告である。

　問題は，適切な認知症精神科アウトリーチサービスを提供できる医師が少ないことである。多くの精神科医師は認知症の人の診療に慣れていない。例えば，私が在職していた2004（平成16）年から2007（平成19）年頃の東京都立松沢病院では30人前後の精神科の常勤医師が働いていた。認知症の精神科病棟は2病棟あり，数年ごとに主治医が交替する。交替した主治医は，「対象は認知症の高齢者なので精神科薬物療法は少量から」ということは当然理解しているが，多くの場合病棟を「寝たきり病棟」にしてしまう。薬物療法のさじ加減がわからないのである。半年くらい経ってようやく適切な薬物療法を提供できる技術を身につけることができるのだ。また，多くの精神科医は民間精神科病院に勤務し，アウトリーチサービスを行った経験がない。診療報酬上も，在宅時医学総合管理料の算定が難しいことも多く，採算が合わないことも多い。

　認知症の人に対する適切な精神科アウトリーチサービスの普及のために，これから必要なことは何だろうか。

　精神科アウトリーチサービスで対応すべき，高齢者の精神症状で多いのは，認知症に伴う行動・心理症状のほかには，せん妄状態とアルコール関連障害，妄想性障害，うつ病などである。認知症に伴う行動・心理症状は，認知症の人が混乱しないような環境の調整と本人の言葉にならないメッセージをくみ取ったケアを行えば，ほとんど改善する。

　ここ数年間の在宅医療制度の充実で，熱心に地域医療を提供している在宅医が増えている。こうした在宅医に，必要な精神科医療の訓練を受けてもらうのが精神科アウトリーチサービス普及のためには早道となる。必要

なプログラムの開発を早急に行うことが望まれる。

6. ［補論］認知症精神科訪問診療　その後
(1) 認知症精神科訪問診療

　海上寮で数年間の間，精神科訪問診療を続ける中で，いろいろな疑問が生じてきた。一つは同じような疾患で，同じような状態像の認知症の人に精神科訪問診療を行っても，改善する場合とそうでない場合があることであった。例えば，こんなケースである。

　［ケース3］75歳女性
　アルツハイマー型認知症と診断され，特別養護老人ホームに入所している。夜間にうろうろと歩き回り，大声を上げたり，転倒したりしている。職員が傍らに行くと嫌がり，暴力を振るったりする。

　こうしたケース，訪問診療をすると「先生，こんなに大変なんです。これではとてもうちの施設では面倒を見ることができません。なんとかしてください」と依頼されたりする。このように，精神症状への対応をスタッフから丸投げされてしまうと，上手くいかないことが多い。それは，精神科薬物療法だけで精神症状をなんとかするしかなくなってしまうからだ。以前私が行っていた精神科病棟での薬漬けの精神科医療を提供するしかなくなってしまうのである。心因反応として環境的な要因の関与が大きい認知症の精神症状に対して，精神科薬物療法のみで対応するのでは上手くいくはずがない。
　一つのヒントがあった。私が海上寮で訪問診療を一生懸命行っていたとき，特別養護老人ホームで私の往診に常についていた看護師が独立して有料老人ホームを立ち上げた。この有料老人ホームでは，かなり精神症状が重いケースでも最小限の精神科薬物療法で改善が認められ，家族があまりの改善に驚くようなケースがたくさんあった。その施設を立ち上げた看護師は，ずっと私の診療を近くで見ていたこともあって，私がどのように見

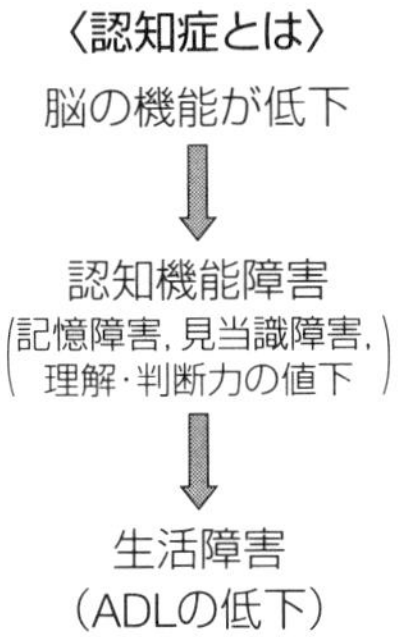

〈認知症とは〉

脳の機能が低下

⬇

認知機能障害
(記憶障害,見当識障害,
理解・判断力の低下)

⬇

生活障害
(ADLの低下)

図1　認知症の発症モデル

立てて，どのような薬物療法をするか，さらに個々の薬物療法の効果と副作用をよく理解するようになっていた。この老人ホームでは，ケアにあたるスタッフが支援対象者の認知症や内服している薬物に関する医学的な状況もよく理解した上で，環境調整，ケアや対応の工夫をしていたのである。

どうして身近な支援者が認知症の人が医学的な状況に関する理解を深めると，精神症状がある認知症のケースが改善することが多いのか，認知症のモデルから検討してみよう。

(2) 認知症のモデルから考える，周囲が認知症の医学的な部分を理解することの重要性

認知症のモデルを考えてみよう。認知症とは,「3.」でのべたように

いったん正常に発達した知的機能が，複数の認知機能障害が存在することで低下し，社会生活・日常生活に支障を来している状態

と定義されている。私たちは脳の働きで様々な認知機能を働かせているので，これを図にすることこんなふうになる（図1）。

軽度認知症から認知症の全経過を通じて約9割に精神症状が生じてくることが知られている。そして，認知症の人の精神症状は2種類に分けることができる。認知機能障害に伴う精神症状と脳の機能低下・機能異常に基

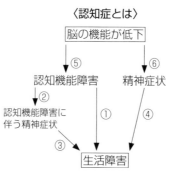

図2　認知症の支援における
介護・医療の役割

づく精神症状である。認知機能障害に伴う精神症状とは，認知機能障害があるために周囲の環境に適応できないことによる混乱や言葉で表現できない認知症の人の言葉にならないメッセージとしての精神症状である。これらの精神症状は，そもそも認知機能障害がなければ生じてこないものである。そして，この精神症状は認知症の人が混乱しないような環境調整やケアや対応の工夫をして，さらに周囲が認知症の人の言葉にならないメッセージを受け取ることができればほぼ100％改善するものである。もう一つの脳の機能低下・機能異常に基づく精神症状とは，もともとの精神疾患に伴う精神症状やせん妄状態などによる精神症状をいう。これら2種類の精神症状を図に加えると以下のようになる（図2）。

　この図を利用して認知症の支援に関して考えてみよう。認知症の支援において最も重要なことは何であろうか。それは認知症の人には改善可能な部分がたくさんあるということ，さらに改善可能な部分に働きかけることである。

　この図で認知症の支援における，介護の役割，医療の役割を考えてみよう。まずは介護・ケアの役割について検討する。

　図において細い矢印の部分の改善可能な部分に働きかけるのが，介護・ケアの役割である。

　たとえば，認知機能障害があっても生活障害が生じないようにケアや対

表7　脳の機能低下を生じる原因

・変性疾患：アルツハイマー病,レビー小体病,前頭側頭葉変性症,大脳皮質基底核変性症,進行性核上性麻痺など
・脳血管障害：脳梗塞,脳出血
・感染症：脳炎,髄膜炎,進行麻痺,エイズ脳症,プリオン病
・腫瘍：脳腫瘍
・その他中枢神経疾患：神経ベーチェット,多発性硬化症など
・外傷：慢性硬膜下血腫
・髄液循環障害：正常圧水頭症
・内分泌疾患：甲状腺機能低下症など
・栄養障害：ビタミンB_{12}欠乏など
・化学物質の影響：アルコール,薬物など
・意識障害
・精神的ストレス,うつ病,統合失調症など精神疾患

応を工夫し,環境調整をする（①），認知機能障害があっても物盗られ妄想のような認知機能障害に伴う精神症状が出ないようにケアや対応を工夫し,環境調整をする（②），さらに認知機能障害に伴う精神症状が出現しても,それが生活障害にならないように環境を調整し,ケアや対応の工夫を行う（③）。うつ病などのもともとの精神疾患による精神症状があってもそれが生活障害にならないように環境を調整し,ケアや対応の工夫を行う（④）。

　これに対して,医療の役割は脳の機能が低下して認知機能障害が生じる原因のうち,改善可能な部分に働きかけることだ（⑤と⑥）。脳の機能が低下して,認知機能障害を生じる原因は70種類くらいあるといわれている（表7）。

　そして,脳の機能が低下して認知機能障害,精神症状を生じる原因（図2の⑤と⑥）のうち,改善可能な部分とは,いわゆる治療可能な認知症ということになる。現在の認知症ケアの問題点は,ケアにあたる身近な支援者にとって支援対象者の医学的な状態がブラックボックスになっていることである。認知症ケアにあたる身近な支援者は,図2の①〜④の改善可能な部分に対して働きかけを行っているが,⑤や⑥に関しては医療者に丸投げしてしまっていることが多いのだ。

　ここでケアスタッフが認知症の医学的な理解を深めると精神症状のある

認知症のケースが改善することが多くなるのか，考えてみよう。

　それぞれのケースに対して，ケアスタッフが，筆者がいつもしている見たてをして，薬物療法に関しても十分に考えた上でケアや対応を工夫し，環境を調整する。対象者の認知症の医学的な部分や薬物療法による状態像の変化も十分に理解していると，対象者をより深く理解できることになる。このように対象者に関する理解が深まると，相手をより深く観察するようになるので，対象者とのつながりが深まっていく。こうした対人的なつながりの深まりが対象者の精神症状の改善を促すのだ。もちろん薬物療法に関しては，筆者の外来を受診し，筆者が調整を行っている。

　さらに，ケアスタッフが認知症の医学的な理解を深めることは，外来診療をする医師にとってもメリットが多い。外来診療では，得られた断片的な情報から，問題点があればそれを考え，その原因を探っていく。診療にあたる医師は全身全霊を集中してそのサインを見つけだし，さらに本人や周囲の人から必要な情報を集めていく。これは熟練と集中力，人間力を必要とする作業である。外来の短い診察時間，上手に演技をされたりすると本当の状態を見極めるのはとても難しい。しかし，専門医の見たてを知り，薬物療法を十分に理解した身近な人からの適切な情報を得ることができれば，診療時間が短くとも大きな成果を上げることが可能となる。診療をする医療者にとっても，認知症の人を支える周囲の人が認知症に関する医学的な部分を理解することに大きな意義があるのである。

　さらに，これはケアスタッフが医療者とのコミュニケーションを改善することにも役立つ。ケアスタッフの大きな悩みのひとつは，医療者とくに医師とのコミュニケーションの難しさである。医学的なポイント押さえた情報を提供することができるようになれば，こうした悩みも改善するものと考えられる。

(3) 認知症の医学的な理解を深めるプログラムの開発

　ここ数年間は，身近な認知症の支援者が認知症の医学的な理解を深めることができるプログラムの開発を行ってきた。たとえば2017年度は，月

1回の学習会を全国8か所で開催し，プログラムのブラッシュアップを図った。現在は，2017（平成29）年11月に設立されたみんなの認知症情報学会で「上野流認知症見立て塾」としてプログラムを提供している。

　見立て塾では，ビジネススクールで採用されているケースメソッドを導入した。ケースを提示し，自ら考えてもらう形をとったのである。まず個人個人で十分に考えてもらってから，グループワークを行う。通常のグループワークでは，司会者，書記を決めて，あとで発表してもらったりするが，見立て塾ではリーダーは決めるが，書記を決めたりはしない。私たちは自分の経験と知識からものごとを判断する。様々な背景をもち，考え方をもった人が同じケースを検討することで，自分とは違う見方を知ることができることにグループワークの意義がある。司会者や書記を決めてしまうと，司会者はまとめることに一生懸命になり，書記はメモをとることに一生懸命になってしまい，十分に議論に加わることができなくなるのである。これはあまりにももったいないことである。

　学習会での感想で多かったのは，講師の話もそれなりによいが，最もよかったのは様々なバックグラウンドの人とケースの検討をして，様々な意見を聞くことができたことだという。他のグループで何が話し合われていたのかを知りたいという希望が多く，ワールドカフェ方式のグループワークを導入している。

(4) 見立て塾の意義

①地域の社会資源を明らかにする機能

　本論文でも述べたが，認知症の人には従来の分類による三障害すべてが出現する可能性があり，その生活を支えるためには，医療や介護だけではなく，すべての社会資源の総動員が必要となる。地域によって医療資源，介護資源をはじめとする社会資源は異なっている。その地域でどんな医療資源，介護資源があって，社会資源があるのか，それを知っているのは地域で住んでいる人々である。さまざまなケースをその地域に住む人が検討することによって，その地域で使える社会資源が明らかになっていく，さ

らにこれから何が必要なのかも明らかになっていく。見立て塾には，こうした地域の社会資源を明らかにする機能，これからの課題を明らかにする機能がある。

②身近な支援者が自信を深める機能

身近な支援者が支援対象の認知症の人の医学的な理解を深めることができることで，相手をより深く理解することができるようになり，支援の質が高まる。さらに医療ができること，できないことを理解することで，何をすべきなのかで迷うことがなくなる。

③貴重な介護資源をむだ遣いしない機能

例えば，こんなケースがある。

[ケース4] 70歳男性

コントロール良好の高血圧があり，10年以上前からかかりつけの内科医に緩和精神安定剤の睡眠導入剤を処方してもらっている。3年前にアルツハイマー型認知症と診断され，2か月くらい前より夕方からイライラすることが多くなり，夜間に落ち着かず歩き回ったりするようになった。

こうしたケースを検討してもらうと，まずどうしてイライラするのか，夜間に落ち着かず歩き回ったりするのか，環境的な要因を検討したり，ケアや対応方法の工夫の検討をすることが多い。もちろんこうしたアプローチは決して間違いではないし，とても重要なことである。しかし，このケースでは10年以上前から処方されている緩和精神安定剤の睡眠導入剤がせん妄状態を生じていたのであった。内服薬を調整すれば，改善する精神症状だったのである。もし，身近な支援者にこうした薬物に関する知識があれば，適切な受診行動をとって，医療者に対する適切な情報提供により，せん妄状態を改善することができるようになる。そうすると貴重な介護資源をむだ遣いしなくて済むのである。

このように多くのメリットがある見立て塾，今後精神科の訪問診療とと

もに普及が望まれる．

文献

1. 厚生労働省：認知症施策推進5か年計画（オレンジプラン）．http://www.mhlw.go.jp/stf/houdou/2r9852000002j8dh.html
2. 大島健一，佐藤陽子，久野美也子，田川悦子，日暮幸子，田中祐，須田潔子，益子茂：東京都の高齢者精神医療相談班の活動について．老年精神医学雑誌 20：661-667，2009．
3. 厚生労働省：「第5回 新たな地域精神保健医療体制の構築に向けた検討チーム」配布資料2．http://www.mhlw.go.jp/stf/shingi/2r9852000000r3oa.html
4. 厚生労働省：患者調査．http://www.mhlw.go.jp/toukei/list/10-20-kekka_gaiyou.html

第7章

認知症診断後,空白期間なく本人・家族を支える非薬物療法
もの忘れカフェの様々な取り組み

藤本直規／奥村典子

1. 研究目的

　認知症は早期診断がすすめられる一方,診断後の治療としては,アルツハイマー型認知症に対する薬物治療以外,診断後の本人・家族のニーズに基づいた非薬物療法的な介入方法が確立されていない。そこで,われわれもの忘れクリニックでは,これまで発症直後の軽度認知症の人への支援の空白期間をなくすために,自主活動と社会参加を目的とした軽度・若年認知症専用デイサービス（DS）「もの忘れカフェ」[1)2)3)4)5)]を行ってきた。しかし,認知症の早期受診がさらにすすんだことによって,退職直後の若年認知症の人は,DSより就労の機会を望んでいることがわかった。そこで,本研究では,これまで行ってきた「もの忘れカフェ」と2011年から開始した若年認知症の人の「仕事の場」[6)7)8)]の運営方法等について紹介するとともに,現役介護者や地元の老人会,医師などが参加している「仕事の場」でのボランティアの役割に言及したい。

　また,認知症の早期発見後の非薬物療法の意義を住民,医療職,介護職などに周知し,「もの忘れカフェ」や「仕事の場」のブランチを県内各地に広げるための取り組みとして,本人・家族のピア・カウンセリングの場である「本人・家族交流会」,滋賀県から委託を受けた相談センターでの相談内容の分析,クリニックが中心になって,地元の医師会と協働して行っている多職種連携の会,県内企業に対する若年認知症に関するアンケートについても紹介する。

2. 研究方法
Ⅰ. 若年・軽度認知症の人に対する関わり方を比較するために，「もの忘れカフェ」は2004年の開始当時からの支援記録から，「仕事の場」は2011年から現在までの支援記録から，それぞれの運営方法，参加者の言葉，支援者の工夫等を振り返り検討した。

Ⅱ. 啓発活動は，「本人・家族交流会」は2014年度の活動の詳細を報告する。また，相談センターについては，2004年からの8年間の活動を，多職種連携の会は2012年から6年間の活動をそれぞれまとめ分析した。また，滋賀県内約1087社に対して行った若年認知症に関する企業アンケートについても言及する。

3. 倫理的配慮
参加者には目的と個人が特定されない旨を伝え文書で了解を得た。

4. 結果
Ⅰ.「もの忘れカフェ」と「仕事の場」について
(1) **若年・軽度認知症の人のための自立型DS「もの忘れカフェ」（図1）**
　①なぜ「もの忘れカフェ」を始めたか
　「もの忘れカフェ」を始める前に，外来で聴き取った本人の言葉である。

【仲間がいないことへの不安】
・もの忘れを何とかよくしたい
・本当の気持ちを話せるところがない
・仲間が仕事をしているのに，自分だけ遊んでいるわけにはいかない

【社会の一員でいられないという不安】
・忘れるので完全でないことはわかっているが，世の中の役に立つことはしたい
・仕事がだめならボランティアをやりたい
・掃除は公共の道のほうが好き。人の役に立ちたいと思う

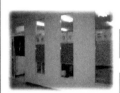

図1 自立型DS「もの忘れカフェ」

　外来で聴き取った認知症の人の言葉は，家や施設で自分が安心していられる《身体とこころの居場所》があるか，社会の中で《自分の役割》があるか，「暮らしづらさ」「生きづらさ」をわかり合える《同じことが起こっている仲間》がいるか，「暮らしづらさ」「生きづらさ」を適切に支えてくれる《自分のことをわかってくれる援助者》はいるか，さらに，私は生きていてもいいのか，《生きている価値》があるのか，という人間の根元的な不安（「存在不安」）を訴えている。

　「もの忘れカフェ」をはじめとする，クリニックで認知症の人や家族に対して行っている様々な活動の支援の目標は，本人の声から聴き取った「存在不安」を少しでも軽減することである。

　②「もの忘れカフェ」での活動の実際
　1）活動の流れ
　「もの忘れカフェ」の開始時の参加者との約束事は，①活動内容は当日

参加者が話し合って決める，②活動内容が決まれば，活動達成のために必要な役割や準備，時間配分や手順などを決める，③参加者同士で協力していくつかのことに同時に取り組む，ことにした。

2）記録の方法

活動内容の記録の仕方として，①ホワイトボードに話し合いの過程を記入し，模造紙に決定事項を書いて残す，②1日の活動を個人ノートにも記入する．写真，ビデオなどを多く残す，③買い物がある時は金銭管理をしてもらい，簡単な出納簿をつける。

3）活動内容

作業やレクリエーション，畑づくりなどのほか，作品展への応募，災害義援金のためのバザー，町内の清掃など，社会活動的なものが好んで行われたが，認知症に関する話し合いも定期的に行われた。エピソード記憶障害，実行機能障害などの，認知機能障害の存在に配慮し，それを補う活動を考えた。

4）スタッフの関わり方

スタッフの関わり方としては，①手がかりときっかけづくりに徹する，②どんなことでも，極力参加者に任せる，③関わりの引き際を見極め，境界線はスタッフが引く，④自主的な活動を邪魔しない，であった。

③中等度若年認知症の人のための「もの忘れカフェ」の新たな展開（「もの忘れカフェ」第2期）

1）症状進行に伴って参加者の自主的活動をどう支えるか

「もの忘れカフェ」を始めるとき，参加している人たちの病状が悪化すれば自主活動が難しくなり，この活動はそう長く続けられないだろうと筆者は考えていた。事実，「もの忘れカフェ」開始から1年半以上過ぎた頃から，自分たちで活動内容を決めるのが難しくなり，外出などすぐに思いつける活動内容を選ぶことが多くなっていった。そして，予定を決めるのに時間がかかればかかるほど，集中力が持続できず，活動がスムーズに開始できなくなった。実行機能障害が進行したために自主活動が難しくなっていったのだが，症状が変化していった若年の人の気持ちを支えたのが，

定期的にカフェ参加者との間で何度も話し合いをもったスタッフリーダーで，そこで聴き取った，「今のままのやり方を続けたい」という彼らの言葉が，その後のカフェの展開に参考になった。

2)「もの忘れカフェ」第2期の活動の一例

a. 環境づくりと習慣づくり，メモリーエイドを利用する

話し合いの結果，活動内容を自分たちで決めるという方針は変えたくない。しかし，何をしたいかが浮かんでこないし，活動を始められない。そこで，行動へ移すときの動機付けの工夫として，環境づくりと習慣づくりの二つを考えた。まず，環境づくりは，自主活動を少しでも継続するために，「もの忘れカフェ」開始時からの活動記録や写真，継続している活動や，月間予定，自分たちがここへ来ている目的など，参加者との話し合いで必要と決まったものすべてを壁面に貼り出した。「そうそう，イチゴ狩りに行ったよな。」思い出すことが難しくなったことに対して，記憶補助を行うメモリーエイドを用意したのである。これで，少なくともかつて自らが選んだ活動を思い浮かべながら，今日の活動を選ぶことができた。参加者の声を参考にした関わり方の変更で，できるだけ自主活動を継続し社会参加を行うことが可能となった。

(2) 退職直後の若年認知症の人の「仕事の場」（図2）

①「仕事の場」を始めた理由

診断後の若年認知症の人が就労を継続するために，職場の上司，人事担当，産業医などときめ細かくやり取りをしながら，仕事内容の変更，配置転換などを依頼する。しかし，最終的に職場を退職となった場合，就労意欲は衰えていない彼らが仕事を行う場がない。

外来で話を聞くと，「いま仕事を全部なくしてしまうことはできんのや」「内職のようなものであっても自分のしたことが仕事として評価され，少しでも対価をもらいながら何か社会に役に立つようなことがしたい」などと希望した。

そこで，毎週水曜日午後12時～午後4時までを内職を請け負う仕事の

図2 若年性認知症の人の「仕事の場」

「仕事の場」から広がる人のつながり！
仕事の発注元探しが身近な啓発活動でした

- 仕事探しはインターネットで内職を検索
- 次々に電話をかけ、「若年認知症の方たちが病気で退職はしたけれど、もう一度仕事をしようと集まっています。一度、話を聞いて下さい」というお願いを、何度も繰り返しました。
- 電話の向こうで「一度お話を聞きましょう」という返事。一番最初に見つけたのは守山市内の玩具を扱っている会社でした。
- 次の仕事探しも、インターネットで内職を検索し、上から順番に電話をしました。野洲市内の繊維染色加工業「伸和」さんから、二つ目の仕事も受託することができました。
- どちらの会社も「品質維持が大前提」と言って下さることに参加者と私たちは、大いに納得しました。
  認知症だからと同情はいらない、「できていないものはできていない」と伝えてほしい。
  仕事はそんなに甘いものではないということを知っているから…！
  その上で、少しだけ病気の理解をしてほしい…

場として提供している。仕事は約45分行い、残りの約15分間は茶話会を行っている。2017年度は「仕事の場」は延べ46回開催され、延べ1630名が参加した。

②参加者の内訳

2011年10月開始当時の参加者は男性3名で平均年齢57.6歳、平均MMSE 26点であった。また、2018年3月末時点での認知症参加者は30名で、男性19名、女性11名（若年認知症23名、高齢軽度7名）、平均年齢63.5歳、平均MMSE 23.3点で、若年認知症の人の診断名は、AD（アルツハイマー型認知症）21名、FTD（前頭側頭型認知症）3名、VaD（脳血管性認知症）2名、MCI（軽度認知障害）3名、アルコール性1名であった。

また、知的、発達、精神障がいをもつ人の参加98名、社会に適応しづらい若者の参加86名、老人会や家族ボランティアとしての参加は毎回2～5名であった。

③参加者の動向

2011年10月〜2018年3月末までに，参加した認知症者総数は80名で，認知症者62名，高齢軽度認知症者18名（男性56名，女性24名）。2018年3月末までに50名が参加を終了し，うち45名が介護認定を受けた。介護認定を受けず中止になった人は5名で，うち4名が地域活動に移行し，1名が入院であった。

④仕事の内容

内職の仕事には，
- パイプの切断と検品（開始当時〜）
- 品物のシール貼りとパッケージ（2014年6月〜）
- お菓子を入れるブーツ作り（2016年9月〜）
- 広告を折り，枚数を数える（2017年3月〜）
- 布を一定の長さに切断し，折る（2017年10月〜）
- ビニール製品の検品（2017年11月〜）

があった。

発注元からは，普通の内職仕事として求められるレベルの作業さえしてくれればよい，と言われ，認知症だからという特別扱いはない。「当然のこと」「それが当たり前。そうじゃないと仕事じゃない」と参加者も当然のように受け止め，作業に対する意欲が高まっている。

また，参加者の作業能力が落ちてきた際には，スタッフ側の判断として，仕事を断る場合もあった。

⑤収益の分配

収益はいったんプールして，渡せる額になれば参加者全員に渡す。

⑥認知機能障害への配慮

軽度認知症の人ではあるが，症状に応じたサポートや作業の工夫は必要であった。例えば，休憩の時間になってもなかなか作業が止められない場合は，アラームを設置することで，音が鳴るとすぐに気づかれ，時間を時計で確認してお互いに声をかけ休むことができた。

また，作業内容と分担，手順を忘れてしまうときは，模造紙に書きあげ，

誰が何をするのかを確認する。例えば、「チェックまだ」「チェック済み」との札を作り、札を差し替えるなどである。不具合を指摘されたとき、修正作業はスタッフがしていたが、「できないだろう」「私たちが直せばよい」などと考えているのではないかと話し合い、クレーム内容はそのまま参加者に伝えることにした。参加者は「当たり前やなあ」「売り物やしな」と受け止め、すぐにやり直し、再発しないように話し合った。その後も繰り返し説明と話し合いをしている。

⑦若年認知症以外の参加者

若年認知症以外の参加者は、精神障害等で働く場がない人たち、65歳以上の認知症の人で介護保険サービスを利用していない人、現役介護家族、介護を終えた家族、地域の人々や様々な職種の人などであった。

1）精神障害の人

障害者就業・生活支援センターや滋賀県福祉就労事業振興センターとの話し合いを重ね、目的や主旨を伝え、それぞれがもつ障害や病気の枠を超え「働く」ということで互いにつながることを確認し、取り組む方向で一致した。

若年認知症の人と精神障害の参加者のそれぞれの役割について、認知症の参加者は社会人としての長年の経験を活かし、精神障害の参加者に対してルールは守ることと仕事は最後まですることを伝えた。「時間はきっちり守れよ」「最後まで片づけてからや」などのアドバイスを行った。逆に、精神障害のある参加者の人たちは若年認知症に人たちに対して、忘れている出来事を伝え、「これは青色の印ですよ」「付箋がついていないですよ」など、覚えられない手順についてサポートした。若年認知症の人は障害の人の言動を受け入れ、見守ることを無理なく行い、障害の人は若年認知症の人が忘れていることを教えるなど、自然な助け合いと役割分担が行われている。

2）介護家族

「仕事の場」についてボランティア募集のチラシを配布、参加希望者に説明を行った。参加の際には、認知症の症状の理解をしてもらうために資

料を使って説明し，取り組みや仕事の内容について，手伝ってもらいたい部分を明確にした。現在7名の参加がある。

若年認知症の人は，介護家族ボランティアに対して，スタッフに対してとは違う姿をみせ，「今日も元気か！」「家かえって，早く用事を済ませや」などと，ボランティアの方をねぎらうことも多い。また，介護家族は，直接，若年認知症の人に，「これ，どうするんですか」「次は何をしましょうか」などと，冗談も飛び交い，週1回の集まりを楽しみに待っている。

「自分の家族だといつも怒ってばかりいるけれども，他人だと冷静でいられる」と「自分にもやさしい気持ちがあるのだ」と気づけたと言う。また，参加者も家族の話を逆に尋ねてねぎらうなど，病気を意識しない会話を楽しんでいる。

3）老人会からの参加者

「一度見に行ってみるわ」と地元の老人会から5名が見学に来られ，2013年9月から2～3名が継続的に参加している。「80歳台やから何ができるかわからんけど」と言いながらも楽しそうである。

若年認知症の参加者は，相手が20歳以上も年齢が上の人なので緊張感が高まり，いつの間にか敬語で話している。「誰でも来られるのはいい」「一緒にいるのはいいで」と，年齢差や病気の有無はまったく気にならない言葉が聞かれる。老人会からの参加者は，「どこが悪いのや。何も変わらないやないか」「お互いさまじゃないですか」と，一緒に作業をする。休憩時間には「元気やなあ。若いな，息子と同じや」と遠くから見て，「認知症のイメージを変えるわ」と笑っている。

II．啓発活動について

(1) 本人・家族交流会

2か月ごとにDSおよび外来通院の本人とその家族の交流会を行っているが，毎回15～20名の認知症の人と30～50名の家族の参加があり，若年認知症の人の参加も多い。家族関係別（夫，妻，嫁，娘，息子など）に小グループをつくり，ピア・カウンセリングの場を提供しているが，診断

直後で「戸惑い・否定」の時期の家族は，介護経験の長い家族からのアドバイスを受けることで，精神的に落ち着くことが多いため，交流会を紹介することにしている．

2017年度には，計6回開催され，本人が延べ117名，家族は延べ226名が参加した．

(2) もの忘れサポートセンター・しが／滋賀県若年認知症コールセンター[9)10)11)]

①電話，面接相談

2005年4月に滋賀県から，認知症に関する相談センター「もの忘れサポートセンター・しが」の委託を受けた．相談の半数は介護家族からで，残りの半数は専門職からの相談である．8年間の延べ相談件数3227件のうち1650件が家族からの相談，712件が受診困難に対するアドバイスで，年々増加している．

相談の内容は「こんなときどうしたらいいか」といった対応の仕方に関する質問が最も多いが，認知症の症状を丁寧に伝えることで，「症状なのですね」と落ち着いた言葉に変わる．症状からくる生活障害が直接改善しなくても，その背景が理解できることで気持ちが楽になることが多い．また，受診前の相談が近年は増えてきており，早期診断の重要性を伝えてきた啓発活動による効果と考えられる（図3）．

②介護事業所への現地相談

現地相談とは，事業所や施設で抱えている課題に対して現場に出向き，認知症ケアの実践現場で課題解決に一緒に取り組む，滋賀県からの委託事業である．方法や内容は毎年変更しており，認知症ケアの実践現場に訪問して施設で抱えている課題解決にケアスタッフと一緒に取り組む活動である．2005年から9年間に85回訪問した．2013年度は，看護師が7施設を2回訪問し，うち3回は筆者も同行した．その後，2回の実践報告会を開催し，次年度の自主勉強会へつないだ（図4）．

> **本人,家族,住民,専門職からの相談に関する取り組み**
>
> もの忘れサポートセンター・しが
> 滋賀県若年認知症コールセンター
>
> > 開院時から相談活動は行っており,その相談件数の多さや必要性に注目され,全国に先駆けて2005年4月に滋賀県の委託を受け,藤本クリニック内に「もの忘れサポートセンター・しが」を設置,2011年4月から「滋賀県若年認知症コールセンター」も設置され,介護相談と現地相談を行っています。
>
>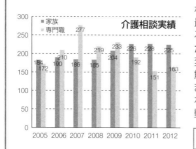
>
> 相談の内容は「こんなときどうしたらいいか」が最も多いのですが,認知症の症状を丁寧に伝えることで,「どうしてそのようなことが起きるのかがわかりました。症状なのですね」という言葉に変わります。起きている事は変わらなくても,理解できることで気持ちが楽になるようです。
> また,受診前の相談が近年は増えてきており,これは早期診断の重要性を伝えてきた(啓発活動)効果ではないかと考えられます。
>
> **啓発から相談へのバトンの受け渡し**

図3 電話,面接相談

(3) 多職種連携の会

　認知症の人と家族を発症初期から高度期まで継続的に支えるという課題を地域の中に定着させるためには,医療とケアの関係者,互いの顔が見える関係だけでなく,知識や支援の方向性を共有できる関係の構築が必要と考えた。

　そこで,われわれの医師会では,2012年度は医師と地域包括支援センターを中心に,2013年度からケアマネジャーや歯科医師,薬剤師等の参加も求め,テーマ別にグループワークを行う「認知症医療と福祉の連携IN 守山・野洲」[12)]を開始した。2017年度までの7年間で計23回の開催を通じて,認知症の人のイメージの共有化,地域作り,多職種間で役割分担とその連携,家族支援,コミュニケーションをフラットな立場で議論することができた。参加総数は1098名で,医師の参加が204名（18.6％）,歯科医師33名（3.0％）,看護師45名（4.1％）,薬剤師50名（4.6％）,ケアマ

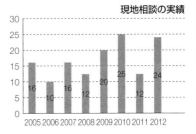

図4 介護事業所への現地相談

ネジャー160名(14.6%),ケアスタッフ354名(32.2%),地域包括支援センター116名(10.6%),県庁職員や保健所職員42名(3.8%),警察,民生委員など94名(8.6%)であった。医療職とケアスタッフがそれぞれ30%,ケアマネジャー,包括職員などがそれぞれ15%前後,警察や民生員などが10%と,医療介護行政の専門職のほか,地域を支える警察や民生委員などが加わっての事例検討会となっている(図5)。

(4) 企業アンケート[13]

①調査目的

若年認知症は,働き盛りの年代で発症し,とくに職場における対応が重要な課題となっている点から,県内の事業所の現状を把握し,サポート体制の構築に向けた基礎資料とすることを目的として実施した。

図5　多職種連携の会

②調査対象・方法など

　調査対象は県内に所在する1087事業所である。郵送アンケート形式（FAXによる回答）とした。調査時期は，2013（平成25）年7月〜9月末までで，回答票数は352，回収率は32.4％である。

③結果

　社会や家庭における重要な役割のただ中にある若年層の認知症の人には，高齢者の認知症に比べ，一層の周囲の理解や支援の仕組みが必要であり，規模の大小にかかわらず，企業も重要な支援の担い手であることが伺われた（図6）。

5．考察

(1)「もの忘れカフェ」と「仕事の場」について

　診断後の非薬物療法の空白期間をなくすための取り組みである「もの忘

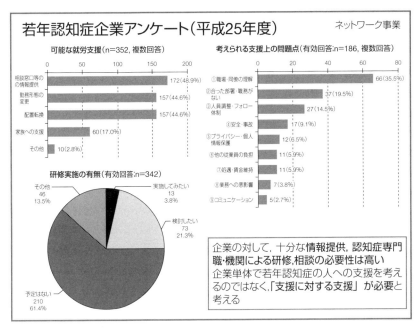

図6 若年認知症に関する企業アンケート

れカフェ」と「仕事の場」を運営する上での留意点について考えてみる。

①できるだけ自主的な活動にする

「もの忘れカフェ」では,できるだけ参加者自身がやりたいことに気づき,活動を自分で決めて,達成感が得られるように,スタッフは活動の手がかりときっかけづくりに徹した。一方,「仕事の場」は,仕事を介して集まる場所であるので,運営する側が仕事を請け負い,参加者を募ったが,仕事の手順などは本人と話し合った。

②社会での役割があることと仲間がいることを大切にする

「もの忘れカフェ」では,何か社会の役に立ちたいとボランティア活動が重要な位置づけになっており,開始後16年間続いている。

「仕事の場」は,内職とはいえ対価のある仕事であり,通常通り検品された後,部品として製品に組み立てられる。参加者が実際に販売されている製品を見て,仕事の成果を実感したと喜んで報告されたことがある。

「もの忘れカフェ」も「仕事の場」も，仲間の存在は大きいが，前者が参加者同士の交流が主である一方，「仕事の場」は，参加している精神障害者，社会に出づらい若者，多くのボランティアや見学者によって構成され，社会とのつながりが幅広くなっている。

③認知機能障害へのケアが必要である

「もの忘れカフェ」の活動は，病状の進行とともに自主的な活動が困難になったが，認知機能障害に対する適切なサポートによって自主活動は維持された。

そして「もの忘れカフェ」よりもさらに軽度な認知症の人が参加する「仕事の場」は，参加している間に徐々に認知機能障害が進行していくため，それぞれの参加者の状況に応じて，作業へのサポートに工夫が必要になった。ただし，決められた製品は納品しなければならないので，あくまでも，サポートによって製品を作ることができるかどうかの見極めが必要である。「もの忘れカフェ」や「仕事の場」に関わるスタッフやボランティアは，認知機能障害へのケアについての知識が必要である。

④介護保険サービスへの移行のタイミング

前項とも関連することではあるが，介護保険サービスへの移行の時期を見極めることが重要である。判断のポイントの一つは，「仕事の場」へ一人で通って来ることができるかどうかである。しかし，介護保険サービスへの移行は，はっきりと区切りのつくものではなく，介護保険サービスに参加しながら，同時に「仕事の場」へも参加する"移行期"とでも呼ぶべき時期があった。これは，毎週時間を共にした仲間との関係が終わってしまうことへの抵抗感からであった。「もの忘れカフェ」の経験でも，症状が進行の度合いが一人一人異なるため，病初期から時間を共にした仲間とは，一定期間の"移行期"を経たあとに，それぞれの居場所を変えることになった。

(2) 啓発活動

①発症初期の関わりをスムーズに次にバトンタッチすること

　診断直後の支援の空白期間を作らないための取り組みは，症状が進行した際に次の関わりを受けられる居場所に，ケアをバトンタッチすることが必要である。したがって，「もの忘れカフェ」や「仕事の場」は，われわれのクリニックだけで取り組んでいても意味がない。そこで，われわれは，滋賀県の委託を受けて，これらの取り組みを県内に広げるために，啓発，相談，研修，行政のネットワーク会議，多職種連携の会などを行っている。

　その結果，2014年度には，他の三つの市で「仕事の場」のブランチができることになっているが，そこに至るには，これまで積み上げてきた行政，医師会，介護事業所などとの連携がベースになっている。また，愛知県の精神科病院と長野県のNPO法人からの見学を受け入れ，指導を行ったことで，県外のブランチが二つできた。

6. おわりに

　「仕事の場」は，仕事を介して集まる介護保険サービスへつなぐためのステップであり，「もの忘れカフェ」は介護保険サービスである認知症対応型DSであるが，違いはそれだけであり，どちらも活動内容や手順を自分たちでできるだけ決めながら，自主活動を行っている。また，「もの忘れカフェ」はボランティア活動を通じて，「仕事の場」は仕事をすることを通じて，どちらも社会とのつながりをもつことを大切にしている。そして，若年認知症の人の「仕事の場」は，彼らの仕事を継続するという共通の目標で様々な人が参加し，お互いの障害や立場を認め合い，支えること，支えられることの垣根をなくす活動となった。

　本稿で論じた「仕事の場」で必要なこと，すなわち，「参加者の自主的活動」「社会での役割と仲間作り」「認知機能障害への適切なケア」「介護保険サービスへのスムーズな移行」は，各地で広がっているいわゆる「認知症カフェ」の取り組みでも配慮されるべきことと考える。そして，「認知症カフェ」は，認知症初期の介入，その後のステージ別の支援を目指し

た統合型のケア (integrated care) の流れの中で,認知症の人への初期の介入の空白期間を埋めるために"その地域に必要な取り組み"として,それぞれの地域の現場のニーズにこたえるかたちで行われなければならない.

文献

1. 奥村典子,藤本直規ほか:もの忘れクリニックにおける社会参加型デイサービス「もの忘れカフェ」の試み.日本認知症ケア学会誌 4:286, 2005.
2. 奥村典子,藤本直規ほか:若年・軽度自立型デイサービス「もの忘れカフェ」—症状進行に伴って参加者の自主的活動をどう支えるか.日本認知症ケア学会誌 5:300, 2006.
3. 藤本直規:認知症の医療とケア—「もの忘れクリニック」「もの忘れカフェ」の挑戦.クリエイツかもがわ,2008.
4. 藤本直規,奥村典子:若年認知症患者を発症初期から進行期に至るまで継続的に支えるために—若年認知症専用デイサービスでの取り組みから考える.老年精神医学雑誌 20:865-873, 2009.
5. 藤本直規,奥村典子:続・認知症の医療とケア—「根拠のあるケア」を追い求めて.クリエイツかもがわ,2010.
6. 若年認知症の人の就労支援を展開.介護保険情報 148:24-31, 2012.
7. 奥村典子,藤本直規:もの忘れカフェの作り方—認知症,工夫次第で何とかなる.徳間書店,2013.
8. 藤本直規,奥村典子:若年認知症の「仕事の場づくり」—支援の空白期間に挑む.クリエイツかもがわ,2014.
9. 奥村典子,藤本直規:「もの忘れサポートセンター・しが」5年間の相談活動について—電話・面接相談と現地相談の相談内容の分析から.日本認知症ケア学会誌 9(2):304, 2010.
10. 奥村典子,藤本直規,堀井康江:「もの忘れサポートセンター・しが」における現地相談の実践—座学研修と介護現場をつなぐための取り組み.日本認知症ケア学会誌 11(1):262, 2011.
11. もの忘れサポートセンター・しが/滋賀県若年認知症コールセンター:もの忘れサポートセンター・しがに相談してみませんか?「もの忘れサポートセンター・

しが」相談活動の実績 2005 〜 2012―8 年間の相談活動の記録から. 滋賀県健康福祉部医療福祉推進課, 2014. http://www.pref.shiga.lg.jp/e/lakadia/nintisyou/files/supportshiga.pdf（2018 年 7 月 17 日アクセス）

12. 医療法人 藤本クリニック：認知症の医療と福祉の連携 IN 守山・野洲―平成 24 〜 25 年度実績報告. 一般社団法人 守山野洲医師会, 2014. http://moriyama-yasu.shiga.med.or.jp/data_upload03/1519174683.pdf（2018 年 7 月 17 日アクセス）
13. 平成 25 年度滋賀県若年認知症地域ケアモデル事業補助金 若年認知症に関するアンケート（県下企業に対するアンケート結果取りまとめ）. 医療法人 藤本クリニック, 2014. http://www.pref.shiga.lg.jp/e/lakadia/nintisyou/files/kennaikigyouanke-to.pdf（2018 年 7 月 17 日アクセス）

第8章

認知症の人の「仕事の場」づくりと，障がいをもつ人や社会とつながりをもたない人の社会復帰の場への試み

奥村典子／藤本直規

1. 研究目的

　退職直後の若年認知症の人や高齢軽度認知症の人が内職仕事をして社会参加する「仕事の場」[1)2)]は，開始から3年半継続している。開始直後から，ボランティアとして現役介護者，地元の老人会の人などを受け入れるとともに，他の作業所などへ通えなかった30歳台知的発達障がいやうつ病の人など，制度の隙間で社会的な支援が十分受けられていない人たちを受け入れてきた。2012（平成24）年度から3年間の予定で滋賀県から委託を受けた「滋賀県若年認知症地域ケアモデル事業」[3)4)]の最終年度にあたり，2014（平成26）年度は，若年・軽度認知症の人たちの「仕事の場」が他の地域へも広がることで，どの地域に住んでいても身近で通いやすく，それぞれの地域の特徴が出せる場づくりを目指して活動をしてきた。そして，2004年から取り組んできた多職種地域連携の会でできたネットワーク[5)]を用い，「仕事の場」を参加者それぞれの地元に広げるためのブランチづくりを行った。また，この取り組みについて興味をもった県外の専門医療機関とNPO法人2か所のブランチづくりについても，同様に支援したのでその経過について報告する。

　今後，「仕事の場」が他の障がいをもつ人などの社会参加への足がかりの場となりうるのではないかと考え，精神障がいの人，働きたいけれど，コミュニケーションが苦手で不安をかかえている社会とつながりがもちにくい若者の継続的な参加が可能かどうか，地域若者サポートステーション

や働き暮らし応援センターなどと連携して，具体的な手順，受け入れの結果，配慮すべき点などを検討した。

2. 研究方法
Ⅰ．「仕事の場」のブランチづくりについて

　滋賀県内のブランチづくりは，滋賀県若年認知症地域ケアモデル事業の一部として行われ，その事業と並行して，仕事の受け皿としてNPO法人を立ち上げた。まず，遠方からクリニックの「仕事の場」に通っている参加者の地元の介護事業所に声をかけると同時に，地元の市と地域医師会に「仕事の場」についての情報提供を行った。開設を希望した3か所の事業所スタッフに各ブランチが開設となる前に，クリニックの「仕事の場」で研修を行うとともに，開設前ないし開設初日に，各ブランチを訪問してアドバイスを行った。また，開設後1～2か月の間にも，現地訪問を行った。そして，「仕事の場」を若年・軽度認知症の人に対する居場所の提供としてだけでなく，最初期の認知症ケアを提供する場所として共通認識することと，それぞれの事業所で起こっている問題点を解決するために，「しが仕事の場ネット」を立ち上げ，各事業所，行政，県が集まって議論した。それぞれの取り組みの経過を報告する。

Ⅱ．社会とつながりをもちにくい若者などの参加について

　地域若者サポートステーションからの紹介で，社会とつながりをもちにくく，仕事に就いていない若者を「仕事の場」に受け入れている。その経緯と参加の様子，感想などを紹介する。

3. 結果
Ⅰ．「仕事の場」のブランチづくりについて
(1) 滋賀県若年認知症地域ケアモデル事業とは

　滋賀県若年認知症地域ケアモデル事業は，図1で示しているように，①本人の「就労継続支援」，②「本人・家族支援」という直接的な支援を中

事業の全体像と関連性

　若年認知症ケアモデル事業は，①本人の「就労継続支援」，②「本人・家族支援」という直接的な支援を中心に，同時並行で，③生活の場となる地域への広報として「実践報告事業」，④就労の場となる企業，および新たな居場所となる介護保険事業所等への「研修会事業」を推進，そして⑤全体の仕組みを支える「ネットワーク会議事業」で構成し，取り組んできた。

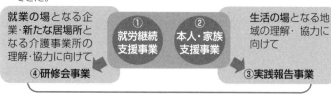

図1　滋賀県若年認知症ケアモデル事業の全体像（H24〜26年度）

【若年認知症就労支援ネットワーク会議】（24年度）
第1回　平成24年5月17日　出席者26名
　議事内容
会議での発言内容と開催後に出席者から提出された「会議参加後の意見」に記載された内容から見えてきた若年認知症支援に関する課題について整理した
　ア．本人の就労継続・生活支援に関して
　イ．家族支援に関して
　ウ．啓発活動に関して
　エ．医療に関して
　オ．ケアに関して
第2回　平成24年7月26日　出席者23名（議事内容略）
第3回　平成24年11月22日　出席者23名（議事内容略）
第4回　平成25年2月28日　出席者29名
　議事内容
「本人」「家族」「啓発」「医療」四つのテーマを検討する小委員会で，議論する

小委員会の議論で，「若年認知症リーフレット」「支援マニュアル」「県内企業へのアンケート調査」「企業研修」を行うことが決まった

【若年認知症就労支援ネットワーク会議】（25年度）
第1回　平成25年6月27日　出席者39名
　議事内容
若年認知症実態調査報告
企業アンケート・企業研修，支援マニュアル改訂など
第2回　平成25年10月24日　出席者45名
　議事内容
支援マニュアル改訂版発刊，企業アンケートの結果
第3回　平成26年2月27日　出席者33名
　議事内容
企業研修テキスト，T市より実態調査報告
市町の後方支援

【若年認知症就労支援ネットワーク会議】（26年度）
第1回　平成26年6月26日　出席者45名
　議事内容
モデル事業2年間の報告
「仕事の場」ブランチ作りについて
第2回　平成27年2月5日　出席者43名
　議事内容
「仕事の場」県内外ブランチについて，
「仕事の場」の動向（高齢軽度，若者サポステなど）

図2　若年認知症就労支援ネットワーク会議（平成24〜26年度）

心に，同時並行で，③生活の場となる地域への広報として「実践報告事業」，④就労の場となる企業，および，新たな居場所となる介護保険事業所等への「研修会事業」を推進，そして，⑤全体の仕組みを支える「ネットワーク会議事業」で構成し，取り組んできた。この中で，この事業全体の方向

性を議論するのが,「ネットワーク会議事業」で,図2のように,2013 (平成25) 年度第3回ネットワーク会議で,T市より若年認知症についての実態調査報告があったが,2014 (平成26) 年度第1回目のネットワーク会議で,「仕事の場」のブランチに手挙げしたいとの意向が報告された。また,同様に,N市やO市からも,「仕事の場」のブランチに手挙げしたいとの意向が示された。

(2)「NPO法人もの忘れカフェの仲間たち」の設立

「仕事の場」を,もっと多くの人に対して,オープンな場にするために,2013年8月11日「NPO法人もの忘れカフェの仲間たち」を設立した。NPO事務局は藤本クリニック内に置き,本人や介護のため働けない家族への就労の場をつくることを目指すことにした。また,精神障がいの人や地域の人,子どもから学生まで,幅広く地域のコミュニテイの輪を広げることを目指した。また,内職仕事の発注企業を幅広く探すことも設立の目的である。

(3) **仕事の内容について** (写真1, 2, 3)

内職仕事は,開設当初,三つの会社から,玩具部品のパーツ作り,車の加工製品の検品作業,資料の封筒入れを受注していた。発注元からは,普通の内職仕事として求められるレベルの作業さえしてくれればよいといわれ,認知症だからという特別扱いはない。

玩具用品のパーツ作り／車の加工製品の検品作業／資料の封筒入れである。

その後,お菓子を入れるブーツ作り (2016年9月〜),広告を折り,枚数を数える作業 (2017年3月〜),布を一定の長さに切断し,折る作業 (2017年10月〜),ビニール製品の検品 (2017年11月〜) があった。

(4)「仕事の場」県内ブランチづくりについて

行政への事業説明および継続的な相談,認知症サポート医や地域医師会

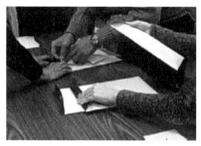

写真1　玩具部品

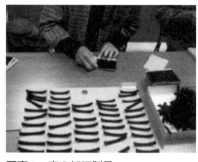

写真2　車の加工製品

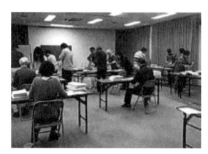

写真3　資料の封筒入れ

への説明と協力依頼，企業からの仕事の受注に向けての働きかけ，支援者に対しての協力依頼などを行うことにより，各地で取り組みが始まった。

① T市のブランチ

1）経緯

T市は，2012（平成24）年度から，地元での若年認知症家族会の立ち上げに際し，われわれのクリニックから看護師が何度か助言に行っていた背景がある。また2014（平成26）年度・第1回のネットワーク会議では，T市の保健師および元医師会長からの提案で，2013（平成23）年度に実施した若年・軽度認知症と若年性の脳卒中の人たちの実態調査の結果をもとに，医師会・介護保険事業所・NPO法人・社会福祉協議会が集まって，何ができるかについて話し合った。その結果，若年認知症の人や，今居場所のない人のための居場所づくりが必要で，「仕事がしたい」という声を大事にすることが確認された。そこで，若年認知症の人の居場所づくりに動き

始め，地域の問題を解決するためのアイディアを市民・企業から集め，行政とともに進めていく旨，協力を呼びかけたところ，NPO法人「元気な仲間」が手を挙げてくれた。そこで，NPO・行政・社協に協力してもらい，「町の縁側居場所づくりプロジェクト」を立ち上げ，地域共生の場づくりを進めていくことが決定した。

　その担い手づくりの講座が2015年6月から始まり，25名ほどの人が参加している。9月にはプロジェクト会議を開催し，10・11月頃から本格実施していくことが計画された。われわれのクリニックからも医師と「仕事の場」の運営に当たっている看護師が，担い手づくりの講座で講師として講義を行った。また，従来からクリニックと連携をとっている地元医師会の協力も得られている。

　2）仕事の場ブランチ

運営の母体：NPO法人元気な仲間

仕事の場の名称：おげんきさん

場所：ショッピングセンター内の一角等

時期：26年11月から

仕事内容：赤い羽根の形のこんにゃく作り，資料封筒入れ等

　3）参加者の詳細について

参加者：5名

　若年認知症の方：2名

　高次脳機能障がいの方：1名

　精神障がいの方：2名

②O市のブランチ

　1）経緯

当クリニックから，介護保険サービスとして市内でデイサービスを行っているNPO法人に声をかけ，「仕事の場」を見学してもらい，2014（平成26年）度・第1回のネットワーク会議に参加してもらった。商店街にある一店舗を活用して，デイサービスとは別に就労の場をつくりたいと，「仕事の場」のブランチとして参加の希望があった。そこで，O市から依頼さ

れた職員への若年認知症研修に行った機会に，担当部局へ「仕事の場」への支援を要請した。

　2）仕事の場ブランチ

　運営の母体：長等ほたるの家

　仕事の場の名称：チームほたる

　場所：商店街の一店舗を改修して使用

　時期：2014年11月から

　仕事内容：箱作り，資料封筒入れ等

　3）参加者の詳細について

　参加者：4名

　　軽度認知症の方：2名

　　精神障がいの方：1名

　　若年認知症の方：1名

③N市のブランチ

　1）経緯

　社会福祉法人から，認知症専用デイサービスでの取り組みへの指導の要請があり，滋賀県からの委託で2004年から行っている「現地相談」を実施した。その際に若年認知症と軽度認知症へのケアの場をもちたいと，ブランチづくりに手挙げが行われた。N市からは，職員に対する若年認知症研修の要請があり，90名の参加があった。

　「仕事の場」ブランチへの内職は，地元医師会の理事が地元の商工会議所へ働きかけて受注したものである。

　2）仕事の場ブランチ

　運営の母体：社会福祉法人グロー　養護老人ホームながはま

　仕事の場の名称：仕事にきゃんせ

　場所：養護老人ホームの認知症デイサービスの部屋

　時期：2014年10月から

　仕事内容：車のシートの裏にマグネットを貼る作業等

3）参加者の詳細について

参加者4名

　若年認知症の方：2名

　軽度認知症の方：2名

⑸ 「しが仕事の場ネット」について

「仕事の場」を若年・軽度認知症の人に対する居場所の提供としてだけでなく，最初期の認知症ケアを提供する場所として統一するために，「しが仕事の場ネット」を立ち上げ，定期的に各事業所，行政，県が集まった。2014（平成26）年度は3回開催した。

〈内容〉

1. 目的の確認，共有
   - 認知症ケアの実践の場であること
   - 制度の隙間を埋めるための場であること
   - 介護保険サービスへのバトンタッチの場であること
   - 同じ志をもつ者が取り組みを通してつながれる場であること
   - 自らが実践し学べる場であること

   この五つの項目について共有した。

2. 県外の仕事の場の現在の状況報告

   長野県と愛知県に「仕事の場」は広がっており，2014（平成26）年8月からスタートしている。

3. 今後の方向性

   「しが仕事の場ネット」として，ネットワークを組み，課題解決に向けて共に取り組んでいくこと。

4. 若年認知症支援者見える化事業（http://www.pref.shiga.lg.jp/e/lakadia/jyakunennnintisyou/mieruka.html）

若年認知症の支援体制に関して一定の要件を満たした事業所について，

関係機関への情報提供や県ホームページに公開することなどを通し，支援者の見える化を推進する，"若年認知症支援者見える化事業"が，2017年度から開始された。「仕事の場」のブランチのみではなく，若年認知症者を受け入れているデイサービス事業所が，クリニックに委託された研修と事例検討会を経て，滋賀県のホームページで紹介されている（12事業所）。この取り組みは2018年度も行われた。

Ⅱ．社会とつながりをもちにくい若者などの参加について
(1) 障がい関連の他機関との連携
①働き・暮らし応援センター（以下，応援センター）との連携

企業就労を目指している発達障がいのあるAさんは，作業所の利用経験があるものの人間関係を構築できずに短期間で利用中断していたが，「仕事の場」で7年間継続できている。新たな参加者も主治医と応援センターの連携をとりながら受け入れている。

②滋賀県地域若者サポートステーション（以下，サポステ）との連携

サポステは，厚生労働省が若者雇用対策の一環として，一定期間無業の状態にある15〜39歳の若者の職業的自立を支援することを目的に，全国に設置された。職業意識の啓発や社会との調和などの支援を行っている。仕事や就職に関する相談を，専任の相談支援員や臨床心理士が個別に応じ，また地域ネットワークを使って若者の自立を包括的に支援している（http://www.shiga-support.jp/ 参照）。

2015（平成27）年7月にサポステの方が初めて仕事の場を見学に来られた。9月にサポステからの紹介で1名，アルバイト経験や社会人経験がない20代男性が初めて「仕事の場」に参加された。緊張した様子で入室したが，サポステのスタッフからの一声をきっかけにあいさつされていた。終了後の感想には"単純な作業ではあるが，だからこそ気が抜けない"とあり，仕事として参加者の方と一緒に取り組んでいた。

⑵「仕事の場」への参加の実際
　①働き・暮らし応援センターからの参加者
　1）具体例
　発達障がいのあるAさん。「これまで働いた経験もないし自信がないなぁ。いろんな人と関わることができる機会があればいいのになあ……」。「仕事の場」での仕事を通じ，世代を超えた人たちの関わりの経験ができたAさん。社会人の先輩として若い世代であるAさんにいろんなことを教えてくれる「仕事の場」のメンバー。働くことを通じてお互いに得られる大事な何かがある。
　2）参加者の感想
「新しいことにも要領がわかれば対応できる」（2013.7.17）
「新しいことがうまくできた。発達障がいの『弱み』を一つカバーできそうだ」（2013.11.6）
「新しいこともやってみれば案外できるもの。勇気を出してやることが大切」（2013.11.20）
「作業量が多いのは大変。それでもくよくよ考えずにやるしかない」（2014.7.16）
「世の中には多様な個性や考え方を持った人がいる。それを尊重するのもフトコロの広さだろう」（2014.10.15）
「またしても1年が終わり，新しい1年が始まる。仲間を増やす1年にしたい」（2014.12.24）
　②滋賀県地域若者サポートステーションからの参加者
　1）具体例
　長年引きこもり気味で就労経験もなく，とくに人と関わることが苦手である。人との関わり，コミュニケーションが難しく，最初は表情が硬かった方も，「仕事の場」の参加者の方から声をかけていただき，緊張感も少しずつ和らいできている。この場をきっかけに次にステップアップできれば，と考える。

2）参加者の感想

「初めてで緊張していたのですが，皆さんに暖かく迎えていただいて，とても安心して作業ができました」

「前回と同様に皆さんに優しく丁寧に教えていただいたので作業も困ることなくできました」

「今日も楽しく作業させていただいて，隣の方とも話が弾みとてもよかったです」

「回数を重ねるごとに，他の方とも話せるようになってきました。少しずつですが，前に進めている感覚があります」

③「仕事の場」への参加者のまとめ（認知症の人も含む）

1）2018年3月末の参加者の現状

若年認知症の方：23名（男性17名/女性6名）

高齢者認知症の方：7名（男性6名/女性1名）

精神知的発達障がいの方：2名（男性1名/女性1名）

社会に適応しづらい若者：8名（1か月に1度，2～3名参加）

老人会からの参加者：2名

家族参加者：5名（1回2～3名参加）

2）3年間の参加者の動向について

2011年10月～2018年3月末までに，参加した認知症者総数は80名で，うち若年認知症者62名，高齢軽度認知症者18名（男性56名，女性24名）であった。2018年3月末までに50名が参加を終了し，うち45名が介護認定を受けた。介護認定を受けず中止になった人は5名で，うち4名が地域活動へ移行し，1名が入院であった。

また，知的，発達，精神障がいをもつ人の参加は，2018年3月末までに延べ98名であり，社会に適応しづらい若者の参加は，同じく延べ86名であった。

④支援者からの感想・支援の仕方

1）支援者からのメッセージ

人と接触することが苦手でコミュニケーションに課題をもつ利用者にと

って，人との接触を克服することが一番難しい。若年認知症の方々をはじめとした様々な方と一緒に作業を行う本体験に参加すること，初めて会う人と作業を通してふれあい活動することが社会参加の第一歩となっている。作業能力向上はもちろんのこと，指示されたことにとどまらず，自分から周りの状況を見て動けるようになることも目標である。支援員は面談だけでは見えてこない利用者の特性を，作業を通して観察することができる。基本的には見守り，必要以上に手は出さない姿勢で参加させていただいている。

作業の合間の休憩時間に利用者同士でコミュニケーションを取る時間が設けられているが，その時間もまた有意義であり，利用者の課題を解決するのに役立っている。作業体験の回数を重ねることにより，少しずつ自信をつけて，自分の実際の「働く」ということにつなげてほしいと考えている。

2）支援者から伝えられた利用者の声
「作業を通して，本人の気付きの場になっている」
「自分の悩みを聞いてもらえて良かった」
「作業を丁寧に行いたいという向上心」

⑤「仕事の場」の新たな可能性について

2018年6月より，M市からの紹介で，「仕事の場」にいわゆる生活困窮者で，自宅に引きこもっている人が参加してきた。参加当日に偶然，もし内職仕事がなくなった時にどうするかを参加者全員で話し合う時間をもったが，この新たな参加者も，積極的に活動の広報の仕方について発言してくれた。また，認知症の参加者たちも，退職直後の人が多いこともあって，同じく積極的に，欠品の減らし方，活動の広報の仕方，できる仕事のアピールの仕方などを口々に訴えた。行政などへは，アピール用のチラシを作って，自分たちも「仕事の場」の意義とともに，内職仕事を回してくれるように訴えるという。

様々な支援の隙間にいる人たちが集まっている「仕事の場」では，若年認知症者，高齢軽度認知症者が，支えられるだけではなく，他の障害者を

支える役割を果たしていることで，彼らが社会の中で自らの存在意義を少しではあるが取り戻すことができると考える。「仕事の場」では，様々な障害をもつ人が同じ目的のために，時間を共有していることが大切であると考える。かたや認知症では，病状が少しずつ進行していく不安や，生活がしづらくなっていく不安があるので，認知症以外の人が多い作業所で，同じように認知症者が社会とつながれるか，居場所となりうるかは，慎重に検討する必要がある。

4．考察とまとめ

　「仕事の場」での支援の対象者を，高齢の軽度認知症の人，障がいをもつ人，社会とつながりがもちにくい若者など，制度の隙間にある人にも広げていくと，お互いが相互補完的に支え合う場ができあがった。また，認知症の人への支援者だけでなく，障がい関係や若者の支援者などが参加することで，関係者それぞれが支援の枠組みを越えて支えあう場となった。お互いに行き違いもあるが，若年認知症の人は障がいをもつ参加者の言動を受け入れることを無理なく行い，障がいをもつ参加者は若年認知症の人が忘れていることを教えるなど，自然な助け合いと役割分担が行われている。

　また，障がい者就業・生活支援センター，福祉就労事業振興センター，地域若者サポートステーション，行政の障がい福祉課などとの話し合いをもつことで，障がいや病気の枠を超え「働く」ということでつながれることを確認し，一緒に取り組むことができた。

　滋賀県若年地域ケアモデルは，就労支援，子どもも含む家族支援などにおいて，企業，学校，児童の支援者などとの連携が不可欠であったため，必然的にネットワークのウィングが広がった。また，高齢認知症者も含めて，コミュニケーション能力の高い，ごく軽度の認知症者の人たちが参加していたことと，現役介護者，地元の老人会の人たちがボランティアとして加わっていたことから，他の障がい者との交流において，若年認知症者が支える場面が多くみられるなど，このレベルにおける認知症者の新たな役割を見つけることができた。

「仕事の場」が，若年認知症の人たちだけでなく，支援の隙間にいる様々な人たちが参加可能な場所であったことが，県内3か所，県外2か所に及ぶ「仕事の場」ブランチの広がりを可能としたと考える．また，その背景として，活動を支える行政と医師会のバックアップが重要であった．さらに，クリニックでの取り組みの経験を生かして，定期的にブランチの現場へ出かけて課題解決を行ったことも有効な支援になったと考える．

　「仕事の場」は，若年・軽度認知症者に対して，「参加者の自主的活動」「社会での役割と仲間づくり」「認知機能障害への適切なケア」「介護保険サービスへのスムーズな移行」という役割を果たす場[6]であるが，このたびまた一つ，様々な制度やシステムの隙間，人と人とのつながりの隙間，私たちの周辺にある様々な隙間にいる人たちの一部に対し，「居場所と役割を見つけ，体感できる場所」として，新たな可能性を示したと考える．

文献

1. 若年認知症の人の就労支援を展開．介護保険情報 148：24-31，2012．
2. 藤本直規，奥村典子：若年認知症の人の"仕事の場づくり"Q&A―「支援の空白期間」に挑む．クリエイツかもがわ，2014．
3. フォトレポート 第6回 全国若年認知症フォーラム IN 滋賀―支えること，支えられることの垣根をなくす．介護保険情報 181：12-17，2015．
4. 藤本直規，奥村典子：滋賀でモデル事業 取り組み3年 若年認知症ケアの現状．新時代 New Way of Life 2015年4月号，認知症予防財団．
5. 地域医師会と認知症専門クリニックが連携して多職種連携を推進．認知症の早期診断と支援体制の構築　5．介護保険情報 178：49-55，2015．
6. 藤本直規・奥村典子：認知症診断後，空白期間なく本人・家族を支える非薬物療法―もの忘れカフェの様々な取り組み．生存科学 25(1)：159-171，2014．

第4部
生存科学叢書

若年性認知症

第9章

若年性認知症相談支援マニュアル作成のための研究1

駒井由起子

1. はじめに

　若年性認知症は，社会的にも家庭内でも大きな役割を担う中心的存在であり，その発症年齢ゆえに高齢者と異なる課題を抱えている[1]。これまでいくつかの実態調査が実施され[2,3,4]，誤診断，失職，経済的困窮，閉じこもり，家族の抑うつなど多くの問題点が指摘されている。厚生労働省[5]では，「若年性認知症総合対策推進事業」において「若年性認知症ケアモデル事業」の取り組みがされ，本人・家族のサロン的な居場所作りや，ハンドブック等の作成が実施され，少しずつその認知度が高まり始めている。

　しかし，各地域の公的相談窓口では各担当分野の相談には対処できるが，総合的に支援がなされておらず，窓口の知識不足や各担当者の連携の不十分さが指摘されている[6]。そこで東京都[7]では，それら多くの課題をワンストップで解決できる「東京都若年性認知症支援モデル事業」の結果を経て，本人家族の相談を総合的に支援する相談窓口として「東京都若年性認知症総合支援センター」を設置した。

　本研究では，若年性認知症者が自分の居住する各地域で身近に相談を受けることができるように，若年性認知症に対する相談支援の普遍化を目的として，「東京都若年性認知症総合支援センター」の相談支援の結果をもとに検討を行った。

2. 方法

「東京都若年性認知症総合支援センター」が実施した個別相談支援に対して，2013年4月～2013年9月までの相談555件を対象とした。

「東京都若年性認知症総合支援センター」(以下「センター」)は，都内における唯一若年性認知症者と家族および支援関係者の相談を受け付ける専門の相談窓口である。個別相談は，主に電話相談である情報提供の相談と，面談や訪問を実施するマネジメント支援による相談に分けられる。若年性認知症の場合は，高齢者と異なり介護保険だけでなく，就労，経済保障，障害分野など多岐にわたる制度の活用で生活の安定を図る必要があり，この窓口ではそれらの情報を集約し，ワンストップで相談を受ける。相談支援者である若年性認知症支援コーディネーターは，これら各制度の窓口担当者との連携を図るためにカンファレンスを開催し，情報共有・方針決定・役割分担についてコーディネートを行う。また相談は長期的に継続するのではなく，「センター」から各地域の包括支援センターやケアマネジャーに引き継ぎ，地域支援者に対して後方支援を行う。

本研究では，以下のプロセスを経て相談内容について分類を行った。相談記録から相談要旨を作成し，同じ意味のまとまりごとに整理した分類に対して「定性的コード」を付けた。次に「定性的コード」を意味のまとまりで整理し，「下位カテゴリー」を作成した。さらに「下位カテゴリー」を抽象的な意味のまとまりで整理をして「カテゴリー」を作成し，七つの「カテゴリー」に類型化を行った。各「相談要旨」，「定性的コード」，「下位カテゴリー」，「カテゴリー」には該当症例数を記載した。

3. 結果

(1) 対象者の基本的属性

相談件数555件の相談対象者は192人であり，平均年齢は，58.7歳であり，男女比は男性が153人 (79.9％)，女性41人 (20.1％) であった。対象者の疾患は，アルツハイマー型認知症125人 (65.3％)，前頭側頭葉変性症38人 (19.8％)，レビー小体型認知症5人 (2.5％)，その他認知症3人 (1.7％)，

認知症の診断のない対象者は21人（10.7%）であった。介護保険の認定を受けていた対象者は47人（24.7%）であり，要支援1が3人，要支援2が2人，要介護1が19人，要介護2が18人，要介護3が3人，要介護5が2人であった。

(2) 相談者の内訳

　全相談の相談者内訳は，本人からの相談が66件（12%），家族からの相談が316件（57%），関係機関からの相談が173件（31%）であった。家族からの相談は，配偶者が237件（75%）で，子供が41件（13%），兄弟姉妹が28件（9%），親が6件（2%），その他4件（1%）であった。関係機関からの相談は，居宅介護支援事業所が88件（51%），地域包括支援センターが31件（18%），医療機関が26件（15%），介護サービス事業所9件（5%），行政が2件（1.7%），その他17件（9%）であった。

(3) 相談内容類型化の方法

　555件の相談を，第一に本人・家族からの相談382件と，関係機関からの相談163件と，職場からの相談10件に分類した。第二に本人・家族からの相談を96件の相談要旨にした後，相談項目の性質をまとめて定性的コードとして40に分類した。これを意味のまとまりごとに整理して17件の下位カテゴリーを作成した。さらに下位カテゴリーを意味のまとまりで整理して六つのカテゴリーを抽出し，「A. 医療に関する相談」，「B. 社会資源の活用に関する相談」，「C. 経済的な問題に関する相談」，「D. 本人の生活に関する相談」，「E. 介護者負担に関する相談」，「F. 就労に関する相談」と命名した。職場からの相談は就労に関することであり，医療福祉関係機関からの相談と区別をして，「F. 就労に関する相談」に分類した。また，関係機関からの相談を19件の相談要旨にした後，相談項目の性質をまとめて三つの定性的コードに分類し，「G. 関係機関からの相談および連携」というカテゴリーとして命名した。

表1　若年性認知症に関する相談のカテゴリー　A：医療に関する相談

カテゴリー	件数	下位カテゴリー	件数	定性的コード	件数	相談要旨	件数
A	81	A1 認知症の診断前の心配	18	認知症に対する不安	10	もの忘れする、認知症かもしれない	10
				専門医の情報	8	認知症の診断ができる科を教えてほしい	2
						認知症の診断ができる病院を教えてほしい	3
						認知症の専門医にかかりたい	3
		A2 病気や治療に関する知識	43	診断後の心配不安ショック	16	認知症と診断された	5
						検査の結果が進行していたので心配である	3
						病気の種類がはっきりしない	3
						受診時の検査結果を知らせたい、聞きたいことがある	2
						主治医を変えたい	2
						先生が認知症のことをわかっていないと思う	1
				病気に関する情報	27	診断名が前頭側頭型認知症だった	3
						病気について説明されたがよくわからない	2
						幻覚妄想が出てきたアルツハイマーなのか	2
						家族性のアルツハイマーについて知りたい	3
						アルコール性認知症について知りたい	2
						リハビリについて知りたい	2
						薬が変わったが大丈夫か	6
						処方された薬の内容について知りたい	3
						服薬について助言して欲しい	2
						認知症以外の合併症についての相談	2
		A3 入院・転院に関する情報	20	入院に関する不安	12	入院することになった	3
						入院後どうしたらいいのか	2
						入院後の経過を知らせたい	5
						本人の状態悪化、入院した方がいいのか	2
				入退院・転院に関する情報	8	転院した方がいいのか	2
						転院先を知りたい	3
						退院後について知りたい	3

① A. 医療に関する相談

「A. 医療に関する相談」は（表1），認知症専門医療機関や病気の情報，医師による治療や入院に対する不安など医療的な情報・知識・心配に関する相談で，診断前・診断後の外来治療の段階，入院治療の段階という，三つの認知症医療の各ステージで求められる医療情報を視点として，「A1. 認知症の診断前の心配」，「A2. 病気や治療に関する知識」，「A3. 入院・転院に関する情報」と下位カテゴリー化した。

「A1. 認知症の診断前の心配」は18件（22％）で，認知症の診断がされていない対象者が日常生活において「もの忘れする」，「認知症かもしれない」との漠然とした不安を持っている場合の相談で，不安の訴えと「診断ができる専門医を教えてほしい」という医療機関情報に分けられた。

「A2. 病気や治療に関する知識」は43件（53％）で，「認知症と診断さ

表2 若年性認知症に関する相談のカテゴリー　B：社会資源の活用に関する相談

カテゴリー	件数		下位カテゴリー	件数	定性的コード	件数	相談要旨	件数
B	74	B1	日中活動のサービスに関する相談	47	介護保険制度	3	介護保険の手続きについて知りたい	3
					若年性認知症専門サービス	39	高齢者と一緒のデイサービスでないものを知りたい	8
							若年性認知症の通所サービスを知りたい	23
							若年性認知症の専門サービスから地域のサービスへ移行したい	8
					介護保険以外の制度	5	介護保険以外のサービスを利用したい	5
		B2	日中活動以外の社会資源に関する相談	24	障害者手帳の利用	8	手帳の種類についてどれを選択するのか知りたい	3
							身体障害者手帳をとりたい	5
					権利擁護制度の利用	11	お金が管理できない。権利擁護制度を利用する利点について知りたい	3
							権利擁護制度の手続きがわからない	6
							後見人との信頼関係ができない	2
					入所に関する情報	5	若年性認知症の入所施設を知りたい	5
		B3	社会資源全般の相談	3	社会資源全般	3	認知症になったので行った方がよい手続きを教えてほしい	3

れた」，「検査結果が進行していたので心配である」，「病気の種類がはっきりしないと言われた」など主訴が明確でない「診断後の心配不安ショック」と，「病気に関する知識が欲しい」，「治療に関する知識が欲しい」，「服薬に対する知識が欲しい」という情報を求めている場合に類型化した。

「A3. 入院・転院に関する情報」は20件（25％）で，「入院後どうしたらいいのか」，「経過を知らせたい」，「退院後が不安」という「入院に関する不安」と，「転院先を知りたい」との具体的な病院情報に関するものに類型化された。

② B. 社会資源の活用に関する相談

「B. 社会資源の活用に関する相談」は（表2），サービス受給ができる社会資源に関する相談であり，経済的保障に関するものと区分した。若年性認知症の相談主訴として活動の場や閉じこもり解消を求めているという結果から[7]，「B1. 日中活動のサービスに関する相談」と「B2. 日中活動以外の社会資源に関する相談」と「B3. 社会資源全般の相談」に類型化した。

「B1. 日中活動のサービスに関する相談」は47件（64％）で，「介護保険制度」3件（7％），「若年性認知症専門サービス」39件（83％），「介護保

表3　若年性認知症に関する相談のカテゴリー　C：経済的な問題についての相談

カテゴリー	件数	下位カテゴリー	件数	定性的コード	件数	相談要旨	件数
C 経済的な問題についての相談	36	C1 経済保障全般に関する相談	10	経済面に対する心配	10	会社退職後の経済面の保障はあるのか	2
						経済的な保障について知りたい	6
						入院費の支払いができなくて困っている	2
		C2 経済保障手続きに関する相談	26	障害年金の相談	15	障害年金について知りたい	2
						障害年金診断書を依頼する病院について知りたい	2
						障害年金の更新について知りたい	2
						老齢年金と障害年金とどちらがいいのか知りたい	6
						障害年金の申請書類の書き方がわからない	3
				自立支援医療の相談	2	自立支援医療について主治医の診断書がもらえない	3
				傷病手当金の相談	5	欠職後の傷病手当受給についてわからない	2
						傷病手当がもらえない	3
				その他助成	4	福祉手当について医師にわからないと言われた	2
						難病だが助成はあるのか	2

険以外の制度」5件（10％）の三つに分類された。多くの認知症対象者は介護保険制度を利用するが，当センターへの相談では「介護保険制度を利用したい」という明確な目的の相談は7％と少なく，「高齢者と一緒のサービスでないものを知りたい」，「若年性認知症専門のサービスを知りたい」，「介護保険以外の通所サービスを教えてほしい」という相談は93％であった。

「B2. 日中活動以外の社会資源に関する相談」は24件（32％）であり，「障害者手帳の利用」や「権利擁護制度の利用」に関する相談であり，手続きがわからないなど手続きに困って相談をしていた。「入所に関する情報」は，「若年性認知症専門サービス」と同じように，若年性認知症の入所施設情報を求めていた。

「B3. 社会資源全般の相談」は3件（4％）であったが，「認知症になったので行った方が良い手続きを教えてほしい」という，発症による生活変化に対する備えを希望しており，若年性認知症者が利用できる社会資源についての知識を求めていた。

③C. 経済的な問題に関する相談

「C. 経済的な問題に関する相談」は（表3），発症による経済的な不安や経済保障の手続きについての相談であった。若年性認知症の場合には離職によって経済的困窮になる可能性があり，いくつかの経済保障を活用することが支援策となるが，退職による将来的な不安があるものの，どのよ

表4 若年性認知症に関する相談のカテゴリー D：本人の生活に関する相談

カテゴリー	件数	下位カテゴリー	件数	定性的コード	件数	相談要旨	件数
D 本人の生活に関する相談	80	D1 BPSDに関する相談	63	興奮・易刺激性	12	怒鳴る暴れる興奮する大声をあげる	6
						怒りっぽい、知らない人に反応して怒る	3
						周囲の人や家族に攻撃的になりトラブルを起こす	3
				うつ	8	できないことに対して落ち込んでしまう	5
						自宅から出ない	3
				異常行動	39	暑い日に何時間も歩き回ってしまい止められない	2
						徘徊しすぎて足がひび割れている	2
						外へ出て行ってしまいいなくなる	5
						運転をやめない	5
						車を買ってしまう	2
						お金を全部使ってしまう	2
						万引きする	2
						お金に固執する	3
						受診や検査を拒否する	5
						デイサービス通所や介護を拒否する	8
						デイサービス通所でない日に行ってしまう	3
				妄想	2	家族を知らない人と言って警察を読んでしまう	2
				脱抑制	2	飲酒して泥酔する	2
		D2 ADLに関する相談	17	排泄	8	排泄がうまくできない	8
				食事	3	食事がうまくできない	3
				その他	6	火の管理ができない	2
						入浴の道具が使えない	2
						家事ができなくなった	2

うな支援を活用できるのかの知識がないといわれている。そこで全般的な情報を求めている相談と，具体的な個々の経済保障手続きに関する相談に分類した。

「会社を退職して経済面に不安がある」，「入院費が支払えない」など「経済面に対する心配」に関する相談が10件（27％）で「C1．経済保障全般に関する相談」とし，障害年金などの手続きについての情報を知りたい場合が，「C2．経済保障手続きに関する相談」26件（73％）で，「障害年金の相談」，「自立支援医療の相談」，「傷病手当金の相談」，「その他助成の相談」と類型化した。

また，「退職後の生活について知りたい」という全般的な生活に関する相談は，「F．就労に関する相談」に分類した。

④ D．本人の生活に関する相談

「D．本人の生活に関する相談」は（表4），周囲が困っている本人の行動や日常生活活動に対する内容であったが，介護事業所など相談対象者が

表5 若年性認知症に関する相談のカテゴリー E：介護者負担に関する相談

カテゴリー		件数	下位カテゴリー		件数	定性的コード	件数	相談要旨	件数
E	介護者負担に関する相談	69	E1	介護負担	66	介護者の疲労	64	介護者が疲れた	6
								BPSDが負担	40
								介護サービス費用が負担	2
								行政の手続き時が負担	16
						介護者自身の病気	2	介護者が病気になった	2
			E2	介護者の不安	3	介護者の抱える将来への不安	3	今後の生活の不安がある	3

関係者の場合には「G. 関係機関からの相談及び連携」に含め，ここでは家族からの相談のみを対象とした。

行動心理学的症候（Behavioral and Psychological Symptoms of Dementia：以下BPSD）に関する相談は63件（79％）で，Neuropsychiatric Inventory（NPI）の分類を元に「D1. BPSDに関する相談」（興奮・易刺激性，うつ，異常行動，妄想，脱抑制）とし，「デイサービス通所や介護を拒否する」，「万引き」などの異常行動が39件で最も多く，次いで興奮・易刺激性8件であった。排泄がうまくできないなどの日常生活活動に関する相談は17件（21％）で「D2. ADLに関する相談」と類型化した。

⑤ E. 介護者負担に関する相談

「E. 介護者負担に関する相談」は（表5），介護者の負担や心理的な不安に関する相談であった。Zaritら[8]は，介護負担を「情緒的，身体的健康，社会生活および経済状態に関して被った被害の程度」と定義しており，これらの介護負担を表す項目で分類をした。介護者が介護やBPSDや行政手続きに関する負担などに疲労して身体的健康・社会生活・経済生活に負担を感じている場合が66件（95％）で「E1. 介護負担」，将来について不安を感じている情緒的な負担の場合が3件（5％）で「E2. 介護者の不安」と類型化した。

「E1. 介護負担」は下位カテゴリーの中で2番目に多い相談であり，「BPSDが負担」という相談要旨では「目が離せない」，「大変と思う」，「困って悩んでいる」，「疲労する」という介護負担についての訴えがある場合をこの下位カテゴリーに分類した。「E2. 介護者の不安」は，今後の生活に不安

表6　若年性認知症に関する相談のカテゴリー　F：就労に関する相談

カテゴリー	件数	下位カテゴリー	件数	定性的コード	件数	相談要旨	件数
F　就労に関する相談	52	F1　就労を続けることへの不安	39	職場への病気の伝え方	6	認知症と診断された、職場にどういえばいいのか	2
						会社に診断書を提出していないのか	2
						会社に病気のことを言っていいのか	2
				職場での処遇変更への心配	5	降格処分になった	3
						契約内容が変更になった	2
				退職への不安	13	退職後の生活について知りたい	13
				職場からの相談	15	社員が認知症と診断された	2
						会社のサポート方法を知りたい	6
						仕事内容を助言して欲しい	3
						休職時期の判断を知りたい	2
						退職後の支援を知りたい	2
		F2　退職後の不安	13	再就職	7	再就職したい	3
						障害者就労したい	2
						認知症に対する就労支援ができるのか教えてほしい	2
				退職後の心配	6	会社を退職したのでどうしたらいいか知りたい	6

があるとの将来への漠然とした不安を訴えていた。

⑥F．就労に関する相談

「F．就労に関する相談」は（表6），就労時における問題や退職後の再就職についての相談であり，就労時と退職後の不安に関する相談であり，就労の有無によって生じる不安の種類別に分類をした。またこの相談では，本人・家族以外に職場からの相談があった。

就労時の相談である「F1．就労を続けることへの不安」は39件（75％）で，「診断後に職場にどう言えばいいのか」という職場への病気の伝え方や，職場での処遇の変更に対する心配や，退職後に関する心配，職場の同僚・上司が仕事内容や対応について困っているという相談であり，仕事の継続に対する不安や，「職場への病気の伝え方」，「職場での処遇変更への心配」，「退職への不安」，「職場からの相談」に類型化された。

退職後の相談である「F2．退職後の不安」は13件（25％）で，再就職や障害者就労についての相談である「再就職」と，「会社を退職したのでどうしたらいいか知りたい」との漠然とした相談である「退職後の心配」とに類型化した。

⑦G．関係機関との相談及び連携

「G．関係機関との相談及び連携」は（表7），163件（全体の相談の30％）

表7　若年性認知症に関する相談のカテゴリー　G：関係機関との相談及び連携

カテゴリー	件数	下位カテゴリー	件数	定性的コード	件数	相談要旨	件数
G 関係機関からの相談及び連携	163			地域への連絡	35	地域で相談にのってほしい	14
		地域への連絡	35			地域のサービスに移行してほしい	21
		G1 方針の共有・確認	93	カンファレンス開催のきっかけ	69	専門サービスを教えてほしい,新しくサービスを開始したい	14
						新しくサービスを開始したい,他のサービスを増やしたい	6
						専門サービスから地域のサービスに移行したい	6
						介護度変更,区分変更が生じた	3
						介護保険申請直後に方針を決定したい	6
						本人の状態の変化	5
						BPSDに関係者も困っている	8
						サービスに適応できない	6
						入院後に落ち着いてきた	3
						退院に向けて話し合いたい	5
						入院したので話し合いたい	5
						家族がいろいろなところに相談してまとまらない	2
				情報共有	24	支援経過を知りたい	11
						現状について伝えたい	13
		G2 方針への助言	35	本人の生活	32	サービスに適応できないで興奮する,利用時での対応を教えてほしい	24
						本人への対応を教えて欲しい	8
				関係者の方針	3	初めて担当する,方針が決められない	3

で最も多く，医療ソーシャルワーカーやケアマネジャーなどの関係者からの相談や，関係者相互の電話でのやりとりや会議を実施した内容であった。このカテゴリーの特徴は，若年性認知症支援コーディネーターから相談が開始されている場合が多く，そこで若年性認知症支援コーディネーターの相談支援方法を基に下位カテゴリー化をした。

まず診断直後の相談では，対象者の住む地域の相談窓口へ若年性認知症支援コーディネーターから連絡をしていた。これらについては35件（22％）あり，「G1．地域への連絡」とした。

次に若年性認知症支援コーディネーターと地域の関係者が，相互に情報共有や方針確認をしている相談があった。この相談が「カンファレンス開催のきっかけ」となる場合と，本人の状態の変化やサービス変更の検討など「情報共有」のみで終わる場合とに分けられた。これらは93件（57％）で「G2．方針の共有・確認」と類型化した。これは下位カテゴリーの中でも最も多い相談であった。

また，若年性認知症支援コーディネーターが関係者に対して助言や教育的支援を行っている場合があった。サービスに適応できず「本人への対応

方法を教えてほしい」という「本人の生活」や，関係者が若年性認知症者に初めて支援を行う場合に方針が立てられないという「関係者の方針」への助言についてが35件（22％）で，「G3. 方針への助言」と類型化した。

4. 考察
(1) 相談内容の幅が広い

　下位カテゴリーが17項目，そのうち定性的な分類が40項目になり，相談データの対象が6か月にもかかわらず，専門医療機関，病気や薬のこと，退職，若年性認知症専門サービス，障害年金，本人への対応など多種多様な相談があることがわかった。とくに就労や経済的な問題など若年性認知症ならではの問題には職場からの相談もあり，本人・家族・関係者だけでなく職場で共に働いている人についても大きな問題として捉えられているのではないかと推測された。

　また経済的な問題では，障害年金と老齢年金の違いなど対象者の生活維持のためには理解することが必要不可欠な内容が多かった。東京都[7]によれば，若年性認知症に対する相談支援は，介護だけでなく多岐にわたる制度を利用して実施されており，多くの課題に対処できるような知識が求められるのではないかと考えられた。

(2) 若年性認知症特有の社会資源を希望している

　若年性認知症専門の日中活動や入所など「専門サービス」の問合せは多く，本人・家族が高齢者と同じ内容でないサービスの利用を求めていることがうかがえた。

　また高齢者認知症の場合には介護保険サービスを利用しながら在宅生活プランを検討することが一般的であるが，介護保険に関する相談は少なかった。これは若年性認知症の年代でも介護保険が利用できることを知らない，または利用しても実際に適したサービスがないと考えられていると推測された。

　社会資源については若年性認知症特有のものはないが，活用によって生

活の安定に役立つことができる社会資源はあり，知識不足など活用に至らない原因があると考えられ広く啓発をすることが課題であると考えた。

(3) 本人・家族は不安を抱えている

カテゴリーの4項目，定性コードでは3項目に「不安」「心配」という命名がされており，それらは「認知症と診断された」，「会社での処遇が変更になった」，「退職したのでどうしたらいいか」，「入院になった」，との，これまでの人生で予測できない大きな変化に対するショックや受け止め難さのあまり，誰かに相談したいという行動に至っていると考えられる。また「認知症かもしれない」，「今後の生活に不安がある」，「退職したら経済面の保障はあるのか」といった，未来に対する漠然とした不安を訴える相談内容も見られた。朝田ら[2]は，若年性認知症の介護者の6割が抑うつ状態であったという調査結果を報告しており，このような心理的不安を長期的に抱えながら生活をすることによって精神的な病気の発症に至ることが考えられ，相談支援では対象者の心理的な不安をいかに軽減するかの役割が求められていると考えられた。

(4) 関係機関との相談が多い

関係機関との相談は最も多く，若年性認知症支援コーディネーターがカンファレンス開催や情報共有など地域のケアマネジャーなどと連携をしながら相談支援を行っていることが明らかになった。若年性認知症の場合利用できる制度を知らない，地域に相談していないといわれており[4,6]，早期に相談を開始して多くの社会資源を利用するためには，地域の関係機関との協力が必要である。

また地域の相談支援者は本人の生活やサービス利用時の対応に困っている場合も多く，若年性認知症者に対する支援方法の教育や助言も求めていると考えられた。

5. おわりに

　若年性認知症に対する相談支援窓口に対して，本人・家族・関係機関が相談した内容について，七つのカテゴリーに類型化し，その特徴について分析した。相談内容は多岐にわたるものの，適切な社会資源に関する相談は少なく，若年性認知症特有の社会資源を求めていた。また本人・家族は不安を抱えるだけでなく地域の関係者も支援方法に悩んでいることも理解された。今後，相談支援者としては多くの課題に対応できる知識と社会資源活用に向けた啓発を実施しながら，本人・家族の不安軽減を図っていくことが必要ではないかと考えられた。

文献

1. 駒井由起子：若年性認知症に対する包括的作業療法．作業療法ジャーナル 47(11)：1225-1229, 2013.
2. 朝田隆, 池嶋千秋, 野瀬真由美, 児玉千稲, 増田元香ほか：厚生労働科学研究費補助金（長寿科学総合研究事業）総合研究報告書「若年性認知症の実態と対応の基盤整備に関する研究」, 2009.
3. 高齢・障害者雇用支援機構障害者職業総合センター：若年性認知症者の就労継続に関する研究．調査研究報告書96, 2010.
4. 東京都：東京都若年性認知症生活実態調査．東京都福祉保健局高齢社会対策部在宅支援課, 2008.
5. 梅本裕司：若年性認知症施策の現状．作業療法ジャーナル 47(11)：1212-1218, 2013.
6. 東京都：東京都認知症対策推進会議若年性認知症支援部会報告書．東京都福祉保健局高齢社会対策部在宅支援課, 2010.
7. 東京都：東京都若年性認知症支援モデル事業報告書．東京都福祉保健局高齢社会対策部在宅支援課, 2012.
8. Zarit S.H., Reever K.E., Bach-Peterson J.：Relatives of the impaired elderly: Correlates of feelings of burden. *Gerontologist* 20: 649-655, 1980.

第10章

若年性認知症相談支援マニュアル作成のための研究 2

駒井由起子

1. はじめに

　若年性認知症については，発症年齢が若いゆえに経済的問題や家族への影響など高齢者とは異なる課題が指摘されている[1)2)]。しかし高齢者と比較すると，有病率の低さや支援経験の少なさから，相談支援やケアの現場において不安を抱えているという報告もある[1)3)]。

　一方東京都では各地域に先駆けて若年性認知症総合支援センターを設置し，本人・家族だけでなく関係機関にも若年性認知症の相談に対する支援を開始して，その相談内容からは，就労・経済保障などの専門的知識が求められる，若年性認知症固有の専門サービスを希望している，本人・家族の不安が大きい，ということが理解されていると同時に，地域関係機関との連携によって早期に対応する必要性があることも指摘されている[4)]。

　ここでは各地域の若年性認知症相談支援者が指標とする相談支援ツール（2018年現在，「東京都若年性認知症相談支援マニュアル」が完成している。本章末尾の「付記」参照）作成に向けて，若年性認知症支援コーディネーターが実施した相談支援について分析を行い，支援方法について整理する。この相談支援ツール作成によって，若年性認知症支援経験が少ない相談支援者でも発症早期から円滑に支援を開始し，本人・家族の生活安定に役立つことを目的とする。

2. 方法

 2013（平成25）年4月から2015（平成27）年3月までに若年性認知症総合支援センター（以下：センター）で受けた相談2601件に対して，若年性認知症支援コーディネーター（以下：コーディネーター）が行った支援について分析を行った。コーディネーターは，社会福祉士などの国家資格を持ち相談支援についての知識があり，3年以上の若年性認知症支援に対する支援経験があるものを配置している。

 分析の方法は，先行研究[5]から類型化された相談カテゴリーを基に，本人・家族からの相談を分析する。続いてコーディネーターが実施した支援内容をアセスメント・支援・連携に分けて整理する。ケアマネジメントの過程では，アセスメントの結果から抽出された課題に対して分析を行う。今回はこの課題分析を，「コーディネーターの判断」としてコーディネーターが何を根拠に支援を行ったのかを分析した。

 また先行研究における「関係機関からの相談及び連携」の相談カテゴリーは，各相談カテゴリーの中に連携項目として入れた。

3. 結果
(1) 相談対象者の基本的属性

 相談件数2601件の相談対象者は668人，平均年齢は58歳，男女比は男性が429人（64.2%），女性が239人（35.8%）であった。対象者の疾患は，アルツハイマー型認知症317人（47.4%），前頭側頭葉変性症76人（11.4%），レビー小体型認知症12人（1.8%），脳血管性認知症10人（1.5%），その他認知症20人（3%），不明141人（21.1%），認知症の診断のない対象者は92人（13.8%）であった。介護保険の認定を受けていた対象者は193人（28.8%）であり，要支援1が8人，要支援2が7人，要介護1が105人，要介護2が33人，要介護3が21人，要介護4が5人，要介護5が14人であった。

表1 若年性認知症支援コーディネーターによる相談・支援分類表：相談カテゴリー①〜③

相談カテゴリー	相談の性質（定性的コード）	アセスメント	課題分析（コーディネーターの判断）
①認知症の診断前の心配	認知症に対する不安（もの忘れする認知症かもしれない） 専門医情報の希望（認知症診断できる病院を知りたい）	本人の日常生活で支障のあるエピソードを聞取り，本人だけでなく家族や職場でも指摘されるのかを確認する。現況に影響する受傷歴や既往歴がないかを聞取る	本人家族共に心配
			本人だけが心配
			うつ病などの既往歴がある場合
			受診後の連絡が必要である
②病気治療についての心配	診断後の心配・不安・ショック（認知症と診断されたので不安）	専門医の診断であるのかを聞取り，主治医の説明や認知症薬などから認知症であるのか，進行度などを確認する 本人・家族の告知後に受けたショックの状態を確認 今後の生活を支援するキーパーソンの存在を確認	診断直後で相談者がいない
			診断直後で家族がいない・家族が高齢（キーパーソン不在）
			診断から経過しており相談支援者もいる
	病気に関する情報の希望（病気・薬などを知りたい）	主治医の説明を理解しているのかを確認する主訴を様々な質問から確認し，明確な訴えがあるのか，漠然とした不安なのかを確認	病気に関する情報を希望している
			主治医の説明の理解不足
			全体的な不安を抱えている
③介護者の不安に関する相談	介護者の抱える将来への不安	主訴を様々な質問から確認し，明確な訴えがあるのか，現状の何に困っているのか，漠然とした不安なのかを確認	診断直後で相談者がいない 病気の進行や将来の見通しについて心配している
			介護者の不安が大きい，身体的症状がある，うつ的状態である

(2) 相談者の内訳

　全相談の相談者内訳は，本人からの相談が401件（15.4％），家族からの相談が1477件（56.8％），関係機関からの相談が723件（27.8％）であった。家族からの相談は，配偶者が900件（60.9％）で，子どもが167件（11.3％），兄弟姉妹が349件（23.6％），親が40件（2.7％），その他21件（1.4％）であった。関係機関からの相談は，居宅介護支援事業所が260件（44.1％），地域包括支援センターが130件（22.1％），医療機関が66件（11.2％），介

支援	連携
専門医の紹介・医療機関情報提供	医療機関への連絡をして受診科・方法・予約状況の確認 若年性認知症の受診の対応について確認 受診に向けた医療機関への情報提供
家族など身近な人からの情報収集 専門医の紹介・医療機関情報提供(悪化した場合受診)	
主治医への相談,専門医機関情報提供	主相談者がいる場合は連絡して情報共有
診断を受けた場合の経過の連絡を依頼	受診に向けた医療機関への情報提供
支援導入に向けた面談・訪問 社会資源全般の説明 面談後に必要な社会資源の導入 本人家族への心理的ケアによる不安軽減(傾聴,面談時間を長くとる,経済面や就労など将来的な見通しの説明) 定期連絡	地域包括支援センター等への連絡 相談支援担当者を決める カンファレンス開催
受診同行	地域包括支援センター等への連携
主相談支援者との情報共有	主相談支援者の後方支援
書面を基に病気・薬の説明 受診同行による病気の詳細の確認 本人家族への心理的ケア(傾聴,面談時間を長くとる,経済面・就労などの説明)	受診に向けた医療機関への情報提供 地域包括支援センター等への連絡 カンファレンス開催
本人家族への心理的ケア(傾聴,面談時間を長くとる,病気の個人差などの説明)	地域包括支援センター等への連絡 カンファレンス開催 地域の見守りの依頼
本人家族への心理的ケア(傾聴,面談時間を長くとる,病気の個人差などの説明) 本人の社会資源導入	地域包括支援センター,地域保健センターへの連絡 カンファレンス開催 地域の見守り・家族の受診の依頼

護サービス事業所が30件 (5.1%),行政が51件 (8.7%),その他が52件 (8.8%) であった。

(3) 相談支援分類 (表1, 2, 3, 4)

2601件の相談は,本人・家族からの相談1878件,関係機関からの相談723件に分類された。相談内容については先行研究[5]に基づいて相談の性質である16の定性的コードに分類し,今回はそれらを相談要旨とした。

表2　若年性認知症支援コーディネーターによる相談・支援分類表：相談カテゴリー④・⑤

相談カテゴリー	相談の性質（定性的コード）	アセスメント	課題分析（コーディネーターの判断）
④就労継続の不安に関する相談	職場への病気の伝え方（職場に病気のことをどのように話せばいいのかわからない） 職場での処遇変更の心配（降格処分,処遇変更になった） 職場からの相談（仕事内容の助言が欲しい）	会社の規模や産業医の有無,仕事内容と就労時の様子,障害者雇用の有無,社内での立場や相談できる上司・同僚の有無を確認する 障害者雇用の有無・産業医勤務の確認	会社への連絡前に情報や助言などを収集し慎重な検討が必要
			軽度の状態で仕事に大きな支障がない
			仕事に支障があり周囲も気づいていると判断
⑤経済保障全般の相談	経済面に対する心配（経済保障について知りたい）（診断されたのでどうしたらいいか,将来が心配）	初診日や診断日など医療情報と雇用形態,勤務年数,年金納付状況の確認をして経済保障受給の可否の判断 家族構成,家族の就労状況,養育費など必要経費 家族の健康状態に応じて手続きに関する負担がないかを確認した上で支援方法について検討	診断直後,経済保障の知識がない
			就労している場合
			事業主・個人事業の場合
			就労していない場合

またそれらの相談要旨から333件を「認知症の診断前の心配」, 114件を「病気治療についての心配」, 126件を「介護者の不安に関する相談」, 79件を「就労継続の不安に関する相談」, 89件を「経済保障全般の相談」, 88件を「経済保障手続きに関する相談」, 15件を「退職後の不安に関する相談」, 308件を「社会資源全般に関する相談」, 259件を「日中活動サービスに関する相談」, 332件を「本人の生活に関する相談」, 92件を「介護負担に関する相談」, 43件を「入院・転院・入所に関する相談」と12のカテゴリーに類型化した。

　カテゴリーごとに実施されたアセスメントを整理した結果，導き出され

支援	連携
	主治医への連絡によって病気の進行度,会社への連絡の必要性について助言をもらう
受診同行によって主治医に相談 今後の職場への連絡の時期について確認 経済保障の説明	職場から依頼があれば職場訪問する 仕事内容の助言,認知症ミニ講座(社員の啓発・教育) 産業医との就労状況の確認 障害者就労支援機関への相談(評価・障害者就労)
初めに信頼できる上司への相談を助言 主治医から産業医への連絡にするのか,家族から会社への連絡なのか話合う 休職についての確認,休職後の経済保障の説明 センターが就労サポートできることを家族から職場に情報提供する	職場から依頼があれば職場訪問する 仕事内容の助言,認知症ミニ講座・教育 産業医との就労状況の確認 障害者就労支援機関への相談
経済保障全般に関する説明を書面で実施 就労継続・再就職・障害福祉サービス・自立支援医療など付随する制度についての説明 本人家族への心理的ケア(傾聴,面談時間を長くとる)	地域包括支援センター,行政各所管等への連絡 カンファレンス開催,役割分担
傷病手当金,障害年金,雇用保険などの関係性とおおよその受給金額の説明 自立支援医療,障害者手帳の説明 現状の就労状態を同僚や上司に確認 就労継続による経済保障について説明	年金事務所,ハローワーク,保健センター,障害福祉など行政への手続きに関する連絡
保険料未納有無,未納分の可否を確認 資産がない場合は生活保護の概要を説明する	年金事務所・ハローワーク・生活福祉への確認
傷病手当金,障害年金,雇用保険受給ができるケースかの確認にて手続きを行う 就労希望のある場合には認知症の状態確認	軽度の場合は就労について主治医に相談 年金事務所・ハローワークと連携する

た「コーディネーターの判断」を類型化し,実施していた支援と連携先の関係機関と連携した内容について列挙した。

(4) 相談カテゴリーごとの相談支援

①認知症の診断前の心配

「認知症の診断前の心配」に関する相談は,もの忘れする,認知症かもしれないという「認知症に対する不安」,認知症診断できる病院を知りたいという「専門医情報の希望」の相談であり,本人の日常生活に支障のあるエピソードを聞取り,家族など周囲からの指摘を確認,また現況に影響

表3 若年性認知症支援コーディネーターによる相談・支援分類表：
相談カテゴリー⑥〜⑧

相談カテゴリー	相談の性質（定性的コード）	アセスメント	課題分析（コーディネーターの判断）
⑥経済保障手続きに関する相談	各経済保障手続きの情報を希望	家族の健康状態・経済保障の知識の有無と手続きに関する理解や負担度の確認	諸手続きが一人でできる
			諸手続きが一人でできない（独居・家族が高齢・疲労大きい）
⑦退職後の不安に関する相談	退職後の心配（退職したのでどうしたらいいか知りたい）再就職したい	就労についての本人・家族のニーズを聞取り、認知症の症状や進行度を確認し、再就職の可能性を確認する 家族構成、家族の就労状況、養育費、家族の健康状態の確認をして経済保障受給の必要性を判断 経済保障の知識の有無と手続きに関する理解や負担度の確認をして支援方法について検討	今後の生活再建が必要
			就労やボランティアができるかもしれない
			就労はできない
⑧社会資源全般に関する相談（日中活動サービス以外の相談）	社会資源に対する心配（診断されたのでどうしたらいいか、退職したのでどうしたらいいか）障害福祉手帳を取得したい	本人家族のニーズを聞取り、認知症の症状や日常の過ごし方から必要な社会資源を確認する	退職後、就労していない場合
			就労している場合

する受傷歴や既往歴についても確認していた。そのアセスメントから本人・家族共に心配していると判断した場合は，専門医情報を伝えていたが，本人のみが心配している場合は家族など身近な人からの情報収集を実施した。また，うつ病などの既往歴がある場合は第一に主治医への相談を促した。連携は医療機関へ若年性認知症の受診の対応について確認を行い，本人の情報提供を実施した。いずれの場合も診断を受けた場合には経過を連絡するように依頼していた。

支援	連携
手続き方法を書面で説明,書類の添削,進捗状況の定期確認	初診医療機関,年金事務所,保健センター等への手続きに関する連絡
手続き書類作成を支援,窓口への同行支援	
経済保障全般に関する説明を書面で実施 社会資源活用の準備 退職後の不安軽減に向けて(傾聴,面談時間を長くとるなど心理的ケア)	地域包括支援センター等へ連絡
主治医に対して就労可否を確認 雇用保険の手続き,求人情報の確認	主治医への情報提供 障害者就労支援機関やハローワークへ連絡
主治医に対して就労可否を確認 経済保障全般を説明・手続き 日中活動サービスの説明	主治医への情報提供 地域包括支援センターへ連絡(介護保険)
書面で社会資源全般に関する説明を実施 介護保険申請 認定調査時の注意点を家族に対して助言	地域包括支援センター等への連絡 カンファレンス開催,役割分担 認定調査時の注意点を地域包括支援センターに対して助言 障害福祉手帳取得について認知症で取得できることを各所管に啓発
社会資源全般に関する説明を書面で実施 退職後の連絡を依頼	

②病気治療についての心配

「病気治療についての心配」に関する相談は,認知症と診断された後の不安の訴えである「診断後の心配・不安・ショック」や病気・薬などを知りたいという「病気に関する情報の希望」についての相談であった。診断が専門医によるのかを聞取り,主治医の説明や薬から進行度を確認,および本人・家族の告知後に受けたショックの状態と今後の生活支援をするキーパーソンの存在をアセスメントしていた。その上で相談者がいない場合

表4　若年性認知症支援コーディネーターによる相談・支援分類表：相談カテゴリー⑨〜⑫

相談カテゴリー	相談の性質(定性的コード)	アセスメント	課題分析(コーディネーターの判断)
⑨日中活動サービスに関する相談	日中活動を希望(昼間活動してほしい，人と交流して欲しい)	認知症の重症度やBPSDから必要なサービスの確認	認知症が軽度
			認知症が中等度・重度
			高齢者サービスに本人家族の拒否感がありサービス開始が難しい 前頭側頭型認知症である
⑩本人の生活に関する相談	本人のADL，BPSDに関するケア方法を知りたい	本人の生活状況及び家族の疲労・抑うつ・介護負担，支援方法・環境を確認 地域担当者の存在と関係性を確認	ケアの改善が必要
			医療的な治療が必要
⑪介護負担に関する相談	介護者の疲労(BPSDが負担，疲れた)	本人の状態，家族の疲労を聞取り，表情，質問紙などから確認 副介護者，相談支援者の存在の確認	介護負担はあるが家族など身近な支援者がいる
			介護負担が大きく家族も病気が疑われる
⑫入院・転院・入所に関する相談	入院・転院先の情報を希望(入院・転院先・専門入所施設を知りたい)	本人，家族の状態を確認し入院・入所が適切かを確認	医療的な治療が必要
			在宅生活が困難

は，面談・訪問による生活状態の把握から，必要な社会資源を導入していた。家族などキーパーソン不在の場合には受診同行を行い，主治医から病気の詳細を確認した後，地域包括支援センター等へ連携を行った。相談支援者がいる場合は，情報共有および後方支援を行った。

　病気・薬の情報を希望している相談では，主治医の説明を聞取り，本人・家族の理解が不十分であれば，書面にて一般的な知識を説明したり，受診同行にて病気の詳細の確認を共に行った。また主訴を様々な質問から確認し，明確な訴えがあるのか，漠然とした不安なのかを確認した。全体的な不安を抱えていると判断した時には，傾聴し面談時間を1〜2時間程度の長時間で実施する，経済面や就労など不安に思う内容について説明するこ

支援	連携
障害福祉サービス・若年性認知症専門サービス・サロン・ボランティアの導入 進行を予測して介護保険併用を助言・手続き	ケア担当者へのミニ研修実施 インフォーマルサービスは行政に送迎支援の必要性を啓発
地域の介護保険サービスの導入	地域包括支援センター等への連絡 カンファレンス開催,役割分担 認定調査での注意点を地域包括支援センター等と確認 ケア担当者へのミニ研修実施
若年性認知症専門サービスを導入	主治医への情報提供にてサービス導入の助言を依頼 主治医から本人に対してサービス利用の必要性について助言
重度度に応じてサービスの導入 軽度:同年代との交流ができる社会資源 中等度:自宅・利用サービスを訪問,実際の場面での行動に応じて接し方の助言,環境の対応 前頭側頭型認知症:若年性認知症専門サービスの導入	カンファレンスによる支援方法の共有 ミニ研修実施 医療機関への情報提供
主治医への相談を促す	主治医へ書面・受診同行にて情報提供
身近な支援者への相談の促し 身近な支援者への定期連絡 家族会紹介	地域の相談支援者(ケアマネジャーなど)への定期連絡
本人に対するサービスの導入 副介護者や相談支援者による支援を強化する 家族の受診の促し	地域の相談支援者への情報提供 主治医への情報提供
受診に同行して状況を説明する 主治医,医療ソーシャルワーカーへの相談	主治医への情報提供 医療ソーシャルワーカーへの連絡
	地域相談支援者と入所施設の検討,入所施設でのミニ講座

とで将来的な見通しをもてるようにするなど,心理的なケアを行っていた。

③介護者の不安に関する相談

「介護者の不安に関する相談」では,介護者が抱える将来への不安についての相談であり,診断直後で病気の進行や将来の見通しについて心配している相談であった。アセスメントは,明確な訴えがあるのか,何に困っているのか,漠然とした不安なのかを確認し,相談者がいない場合は,心理的ケアと共に地域包括支援センターへ連絡し身近な地域での見守り支援を依頼しながら連携を実施した。介護者の不安が大きい,身体的症状がある,うつ的状態であると判断した場合は,地域包括支援センターと共に地域保健センターへも連絡し,見守りと家族の受診を依頼した。また介護者

の休息目的として，本人のデイサービスなど社会資源を導入した。

④就労継続の不安に関する相談

「就労継続の不安に関する相談」は，認知症の診断について職場への伝え方や処遇変更の心配，および職場からの相談で仕事内容についての助言を希望していた。アセスメントは会社の規模や産業医の有無，仕事内容と就労時の様子，社内での立場や相談できる上司・同僚の有無を確認し，障害者雇用があるか，産業医勤務の会社かなどについて情報収集をしていた。いずれの場合にも会社への連絡前に慎重な検討が必要と判断し，主治医への連絡によって病気の進行度，会社への連絡の必要性について助言を求めていた。その上で軽度の状態で仕事に大きな支障がない場合には，今後の職場への連絡の時期について確認したり，経済保障の流れについての説明を実施した。仕事に支障があり周囲も気づいていると判断した場合には，初めに信頼できる上司への相談なのか，主治医から産業医への連絡にするのか，家族から会社への連絡なのか話合い，センターが就労サポートできることを情報提供した。連携は職場から依頼があれば職場訪問を行い，仕事の状況や周囲の社員の状況を確認した上で仕事内容や本人への対応に関する助言をしたり，認知症のミニ講義を実施していた。また障害者就労支援機関に対して，本人の評価や障害者就労についての職場への説明などの相談も実施した。

⑤経済保障全般の相談

「経済保障全般の相談」は，将来的に退職した場合の経済面に関して心配している相談が多かった。アセスメントは障害年金の場合に起算日となる初診日や診断日など医療情報と発病までの雇用形態，勤務年数，年金納付状況の確認をして経済保障受給の可否の判断を行った。また家族構成，家族の就労状況，養育費など必要経費と，家族の健康状態に応じて手続きに関する負担がないかを確認した上で，支援方法について判断をしていた。診断直後で経済保障の知識がない場合には，経済保障全般に関する説明を書面で実施し，就労継続・再就職・障害福祉サービス・自立支援医療など付随する制度についての説明を行うと共に，本人・家族への心理的ケアと

して傾聴，面談時間を長くとるなどから不安を軽減できるよう働きかけた。就労している場合は傷病手当金，障害年金，雇用保険などの関係性とおおよその受給金額を説明したり，自立支援医療や，障害者手帳の説明を行った。また，就労状態を同僚や上司に確認することを家族に助言し，退職でなく休職の選択など就労継続による経済保障について説明をしていた。事業主・個人事業の場合は，保険料未納の有無と未納分の納付の可否を確認し，資産がない場合は生活保護の概要を説明していた。就労していない場合は，傷病手当金，障害年金，雇用保険受給ができるケースかの確認にて手続きを行い，年金事務所・ハローワークと連携した。就労希望のある場合には認知症の状態確認と，軽度の場合は就労について主治医への相談を行っていた。

⑥経済保障手続きに関する相談

「経済保障手続きに関する相談」は，各経済保障手続きの情報を希望している相談であった。経済保障の手続きは複雑なものが多いため，各経済保障に付随する内容のアセスメント以外に家族が抑うつ状態ではないかなど健康状態・経済保障の知識の有無と手続きに関する理解や負担度の確認を行っていた。諸手続きが一人でできると判断された場合は，手続き方法を書面で説明，書類の添削など進捗状況の定期確認を実施していた。独居・家族が高齢・疲労が大きいなど諸手続きが一人でできないと判断された場合は，手続き書類作成を支援するために年金事務所，保健センター，役所へ手続きに関する連絡を行うまたは各窓口への同行支援をしていた。

⑦退職後の不安に関する相談

「退職後の不安に関する相談」は，退職後の心配で退職したのでどうしたらいいか知りたいという幅広い相談から，再就職したいという明確な相談に分かれた。アセスメントは就労について本人・家族のニーズを聞取り，認知症の症状や進行度を確認し，再就職の可能性について確認していた。また初診日や診断日など医療情報と雇用形態，勤務年数，年金納付状況の確認をして経済保障受給の可否の判断をしていた。さらに家族構成，家族の就労状況などを確認し，経済保障受給の必要性を判断すると共に，本人・

家族の経済保障に対する知識の有無や手続きに関する理解や負担度の確認をして，手続きに付き添うかどうかなど支援方法について検討をしていた。

　今後の生活再建が必要と判断された場合は，経済保障全般に関する説明を書面で実施し，必要な社会資源活用の準備を行うと共に，退職後の不安軽減に向けて傾聴や面談時間を長くとるなど心理的ケアを行うと同時に，地域包括支援センター等へ連絡した。就労やボランティアができるかもしれないと判断された場合は，主治医に対して情報提供と就労についての可否を確認していた。また障害者就労支援機関やハローワークへ連絡をして雇用保険に関する手続きや求人情報の確認を行っていた。主治医によって就労はできないと判断された場合は，経済保障全般を説明して手続きを行うと共に，介護保険や障害福祉などの日中活動サービスに関する説明を実施し，地域包括支援センターへ介護保険の連絡をした。

⑧社会資源全般に関する相談（日中活動サービス以外の相談）

　「社会資源全般に関する相談」では，診断された，退職したのでどうしたらいいかという漠然とした相談から，具体的な社会資源を導入しており，間接的に社会資源に対する心配をしている相談であった。本人・家族のニーズを聞取り，認知症の症状や日常の過ごし方から必要な社会資源をアセスメントした上で，書面で社会資源全般に関する説明を行い，地域包括支援センター等へ連絡をしていた。退職後や就労していない場合には介護保険について申請していた。認定調査は，高齢者対象の内容となっていることから，本人の状態を詳細に伝えるなど認定調査時の注意点を家族と地域包括支援センターに対して助言を行っていた。一方就労している場合には，社会資源全般の説明を書面で実施し，退職後には必ず連絡を依頼していた。また障害福祉手帳の取得等に関する相談もあり，認知症で取得できることを各所管に啓発をして手続きを円滑にしていた。

⑨日中活動サービスに関する相談

　「日中活動サービスに関する相談」は，昼間活動してほしい，人と交流してほしいという相談であり，認知症の重症度や behavioral and psychological symptoms of dementia（以下：BPSD）から必要なサービスを確認していた。

認知症が軽度の場合は，若年性認知症の人に合うサービスが少ないため「家族が働くために通ってほしい」，「運動させたい」，「同じ年代と交流したい」などの何を望んでいるのかニーズを詳細にアセスメントして，障害福祉サービス・若年性認知症専門サービス（以下：専門サービス）・サロン・ボランティアの導入を行っていた。また障害福祉サービスなど認知症の対応に慣れていない場合に，ケア担当者へミニ研修を実施していた。またサロンなどのインフォーマルなサービスは送迎が必要な場合が多く，行政に送迎支援の必要性を啓発すると共に，本人・家族には進行を予測して介護保険併用の必要性を助言していた。

認知症が中等度・重度の場合には，地域の介護保険サービスの導入を行うが，若年性認知症の場合適切な介護認定がされないことが多く，サービス利用ができない場合がないよう介護認定調査での注意点を地域包括支援センターなどと確認していた。また高齢者のサービスに本人・家族の拒否感がありサービス開始が難しい場合や，前頭側頭型認知症であり本人が集団活動に適さない場合などには，専門サービスを導入するため主治医から本人に対してサービス利用の必要性についての助言をしてもらっていた。

⑩本人の生活に関する相談

「本人の生活に関する相談」は，怒る・興奮する・外へ出ていなくなるなど，本人のADLやBPSDに関するケア方法の相談であり，本人の生活状況及び家族の疲労や抑うつや介護負担と，自宅や利用中サービスでの支援方法・環境の確認を行っていた。

ケアの改善が必要と判断された場合は，重症度に応じて適したサービスを導入していた。軽度の状態では認知症に対する不安やショックを抱えて，抑うつ的な状態のことがあり，専門サービスや家族会運営のサロンなど同年代との交流ができる社会資源を導入していた。中等度になると若年性認知症の場合「大声を上げる」「周囲の人や家族に攻撃的になりトラブルになる」「暑い日に何時間も歩き回って止められない」など興奮や易刺激性が激しくなる場合が多く，家族も施設関係者も困るケースが見られるため，実際の場面での行動に応じて接し方の助言を行っていた。また認知症が中

等度になってもサービスが導入されていない場合は身体介護中心の日中サービスを導入する，興奮については個室の個別対応にするなどケア方法だけでなく環境面への対応も実施していた。前頭側頭型認知症の場合に生じる常動的な行動に対しては専門サービスを導入し，一定の期間通所によってケア方法を検討していた。連携ではカンファレンスによる支援方法の共有のほか，関係機関や家族に対して若年性認知症の特徴とケアに関するミニ研修を行った。

ケアや環境調整で改善が見られない場合は医療的な治療が必要と判断し，主治医への相談によって治療による対処を促した。また主治医に対して，家族の話に付加して日常における ADL や BPSD について書面や受診同行にて情報提供を実施していた。

⑪介護負担に関する相談

「介護負担に関する相談」は，BPSD が負担，疲れたなど介護者の疲労に関する相談であった。アセスメントは本人の状態，家族の疲労を聞取るのと同時に表情や質問紙などから確認して，副介護者，相談支援者の存在や相談することができているのかについても確認していた。介護負担はあるが家族など身近な支援者がいる場合は，身近な支援者への相談の促しや地域の相談支援者を決めて定期連絡を実施すると共に家族会を紹介した。介護負担が大きく家族も病気が疑われる場合には，本人に対するサービスの導入，副介護者や地域の相談支援者による支援を強化するために情報提供をする，主治医への情報提供を行い家族の受診を促すなどの支援を実施していた。

⑫入院・転院・入所に関する相談

「入院・転院・入所に関する相談」は，入院・転院・入所先の情報を希望している相談であった。本人，家族の状態を確認し入院・入所が適切かを確認し，BPSD が激しく家族も疲労困憊しており，ケアでも改善しない場合など，医療的治療が必要と判断された場合には，受診に同行して状況を説明しながら主治医，医療ソーシャルワーカーへの相談を実施した。

退院しても在宅生活が困難と判断された場合は，地域相談支援者と入所

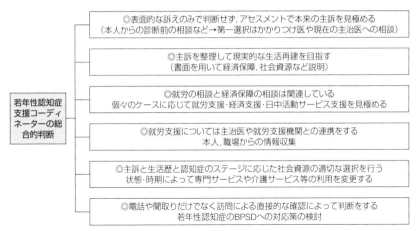

図1 相談に対する若年性認知症支援コーディネーターの総合的判断

施設を検討し，入所施設でのケア担当者に対するミニ講座を行い，施設担当者も安心して入所を受入れられるように連携を行った。

4．若年性認知症に対する相談支援について

(1) コーディネーターのアセスメント

アセスメントは，本人・家族の主訴および状態，社会資源に関する詳細およびその理解，周囲の意見などの聞取りや表情の観察による方法を用いると同時に，評価バッテリーを活用して客観的な把握を行っていくことで多くの支援者が対応できるよう普遍化することも必要であると考えられた。また，経済保障や就労についてはアセスメント項目が多様で明確な情報の取得が必要であり，リストなどを用いてもれがないようにチェックすることが必要ではないかとも考えられた。

(2) コーディネーターの判断

コーディネーターは本人・家族のアセスメント，および関係機関を含む環境因子からの情報収集を行い，総合的な判断を行った上で支援を開始していた（図1）。

第1に，認知症の場合は自己の状態を適切に判断することが難しくなるため，表面的な訴えのみで判断せず，詳細なアセスメントによって本来の主訴を見極めることが大切である。とくに若年性認知症の場合は，本人からの診断前の相談が多いことが特徴であるが，まずは身近なかかりつけの医師による診察がその後の適切な診断につながると考えられる。したがって，本人のエピソードだけでなく周囲の意見と生活歴・受傷歴・病歴などを聞取り，第一の選択はかかりつけ医や現在の主治医への相談の必要性を伝えるなど，「もの忘れする」という訴えだけで「認知症専門医療機関の紹介」という安易な選択にならないようにすることが大切である。

　第2に，診断直後の相談ではショックや今後の生活の不安が大きく，明確に主訴を伝えられないケースが多い。また認知症診断後には，就労・障害・年金・介護など多くの問題に直面するが，キーパーソンとなる家族が介護に労力を費やす時間や手間は大きい。したがって，不安に寄り添い傾聴を心がけながらも主訴を整理し，現実的な生活再建を行うために，経済保障，社会資源など説明し，家族の疲労や不安の程度を見極めながら社会資源の手続き同行支援を実施するなど，家族の状態に合わせて支援方法を検討する必要があると考える。

　第3に，就労の相談と経済保障の相談ではそれぞれ経済面全般の説明や就労支援の説明や日中活動サービスに関する説明などを同時に行っており，関連性がある相談と考えられた。相談のきっかけは異なる内容であっても，個々のケースに応じて就労の支援をするのか，経済面の支援をするのか，福祉的な日中活動サービスの支援をするのか見極めながら適切な支援を選択することが大切である。

　第4に，就労継続の不安に対する支援では，本人の聞取りだけでなく仕事や就労状況を職場から情報収集したり，職場の概要や同僚や上司との関係も調査することが必要である。また就労支援については情報収集をもとに主治医や就労支援機関との連携しながら，病気の状態からその後の休職・退職の見極めの時期・方法を判断する必要があると考えられ，職場への連絡なども慎重にではあるが，なされるべきである。

表5　認知症のステージ別の支援目標と相談支援

	診断前	軽度	中等度	重度
支援目標	認知症の見極め（診断へつなぐ）	不安・心配の軽減（現実的生活に目を向ける）	退職後の生活再建	本人・家族の身体的・心理的負担軽減
相談要旨	認知症に対する不安	診断後の心配・不安・ショック 介護者の抱える将来の不安 職場での処遇変更の心配（就労継続の不安） 経済面に対する心配	退職後の心配 日中活動を希望	ケア方法を知りたい 介護者の疲労 入院・転院先の情報を希望
相談支援	医療機関の導入	本人・家族の心理的ケア 経済保障の導入 就労継続支援 身近な相談支援担当者の決定	社会資源の導入 日中サービスの導入	ケア・治療の導入

　第5に，発症によって仕事や主婦の役割を喪失した後に，高齢者のように介護保険のサービスを生きがいとして利用するということのみでは不十分な場合が多く，本人・家族ともに仕事やボランティアや若年性認知症専門のサービスを望んでいる。さらに進行によって認知症の状態が変化すると家族の生活状況にも影響を与えるため，サービスの変更や増加について総合的に判断する必要がある。したがって本人・家族の主訴と生活歴や認知症のステージに応じて，サロンや障害福祉サービスや専門サービスや介護サービスなど，その時々の状態時期によって社会資源の選択や変更を随時行う対応が望まれる。

　第6は，進行によって本人の状態が悪化すると，運動機能が良好であることも加わりBPSDが激しくなることが多い。そのためケアの方法や物理的環境調整での改善ができるのか，医療的な治療が必要であり主治医と連携が必要なのかなどの判断が必要になるが，電話や聞取りだけでなく訪問による直接的な確認によって判断することが必要であると考えられた。

(3) ステージ別の支援目標と相談支援

　認知症は進行性疾患であり，進行のステージに応じて相談支援方法が随時変更されていると考えられる。ステージ別に相談支援を分類してみると，診断前，軽度，中等度，重度で支援目標と相談支援が異なっていた（表5）。

　診断前の時期では，「認知症に対する不安」に関する相談であるが，相談支援内容としては診断のできる医療機関を導入しており，診断を含む認知症の見極めが支援目標と考えられた。

　次に診断直後の軽度の状態では，「診断後の心配・不安・ショック」を抱えている，「介護者の抱える将来の不安」がある，「職場での処遇変更の心配」，「経済面に対する心配」など就労継続や経済面に不安を抱えているという相談要旨であり，診断によって今後の生活に漠然とした不安をもつ本人・家族に対する心理的ケアを行うことと，経済保障の導入や就労継続支援や身近な相談支援担当者の決定などの相談支援を行っていた。このような目に見える具体的な方法を用いて，将来に見通しがもてない漠然とした不安・心配を軽減して現実的生活に目を向けることが支援目標と考えられた。

　また認知障害が中等度の状態では，「退職後の心配」，昼間のリハビリ・居場所など「日中活動を希望」している相談要旨であり，活用できる社会資源の導入として，とくに本人の日中活動サービスの導入が相談支援となる。支援目標は退職後の生活再建であり，仕事に代わる役割の導入によって生活リズムを確立することができる。

　重度の状態では，「ケア方法を知りたい」，「介護者の疲労が大きい」，「入院・転院先の情報を希望」という相談内容で，ケア・治療の導入が支援内容であり，本人・家族の身体的・心理的負担軽減が支援目標と考えられる。

(4) ステージ別の関係機関との連携

　若年性認知症に対する相談支援では幅広く社会資源を活用する必要があり，コーディネーターが各相談に応じて，様々な関係機関との連携を行っていたが，認知症の進行ステージごとに連携機関と連携目的が異なってい

	診断前	軽度	中等度	重度	連携目的
医療機関	→			→	診断・治療・社会資源導入の補助
職場		→→			就労継続
障害者就労支援機関		→→			就労継続
行政・年金事務所			→→		経済的支援（経済的不安の軽減）
行政・ハローワーク			→→		経済的支援（経済的不安の軽減）
行政・生活福祉			→→		経済的支援（経済的不安の軽減）
行政・障害福祉			→→		経済的支援（経済的不安の軽減）
保健センター			→→		経済的支援（経済的不安の軽減）
地域包括支援センター				→	地域での相談支援の導入
居宅介護支援事業所			→→		地域での相談支援に対する後方支援
障害者福祉サービス			→→		ケアの情報共有・情報提供
若年性認知症専門サービス				→	ケアの情報共有・情報提供
介護保険，通所サービス				→	ケアの情報共有・情報提供
入所サービス				→	ケアの情報共有・情報提供

図2　認知症ステージ別の連携機関と連携目的

た（図2）。

　医療機関とは診断前から重度の状態で入院・入所まで長期的に連携を行っていた。連携の内容は，診断前の受診に関する情報提供から開始し，軽度では就労・退職・会社への病気の連絡などの判断，中等度では退職後のサービス導入時に本人の拒否が強い場合の助言，重度の場合では本人・家族の状態が悪化した時の治療・入院など，ステージごとに状態が変化した時に主治医と連携を行うことによって，診断・治療または社会資源導入を円滑にするための補助的役割となっているのではないかと考えられた。

　職場や障害者就労支援機関は軽度の就労が可能な状態で連携を行っていた。職場との連携の内容は，就労状況の確認と仕事内容の助言や社員への

認知症の教育・啓発であった。障害者就労支援機関との連携の内容は，本人の状態の評価や職場への障害者就労の説明であった。いずれも連携によって就労ができるだけ長く継続できることを目的として支援を行っていると考えられた。

行政の年金事務所・ハローワーク・生活福祉・障害福祉・保健センター関係課は，軽度から中等度の診断後や退職に伴う手続きが必要な状態で連携を行っていた。連携の内容は，傷病手当金や障害年金や雇用保険や自立支援医療，障害者福祉手帳や生活保護に関する問合せや手続きであった。各機関とセンターの連携によって本人・家族に代わってワンストップで総合的に経済的支援など社会資源に関する導入を行うことができ，とくに診断後や退職後の経済的不安などの軽減のため協力していた。

地域包括支援センターは，診断後の軽度の状態から連携を開始し，日中活動サービス導入後の中等度・重度までの状態で連携を行っていた。連携の内容は，診断後に地域での相談支援の導入をすると共に，介護保険の手続きやケアマネジャーの決定，および介護者の心理的サポートなどであった。

居宅介護支援事業所は，日中活動サービスなど介護保険導入後の中等度の時期から連携を開始し，重度になり入院・入所の状態まで連携を行っていた。連携の内容は，介護保険手続きから各日中活動サービス開始時，介護保険サービス開始時のカンファレンス，および本人の状態悪化時のサービスや入所の再検討などであった。連携目的は，家族から直接相談を受けるのではなく，地域担当者であるケアマネジャーに連絡を行い助言などを行っていたことから，地域での相談支援に対する後方支援であると考えられた。

障害福祉サービス，若年性認知症専門サービス，介護保険サービス，入所サービスは，日中活動などに支援が必要になった場合の中等度の時期から連携を開始していた。連携の内容は，カンファレンスを開催し情報収集・提供やケア担当者への若年性認知症に対するミニ研修などであった。連携目的は，認知症が進行によってサービスや治療が必要になる時期であり，

ケア方法の情報共有，情報提供と考えられた。

5. おわりに

　若年性認知症に対する相談支援ツール作成に向けて，コーディネーターが実施した相談支援について，相談カテゴリーごとにアセスメント・判断・支援の分析を行い，認知症のステージ毎に行うべき相談支援目標と関係機関との連携内容について考察した。

　若年性認知症の場合，診断によるショックが大きく，将来への不安から混沌とした主訴になる場合が多いため，不安や心配に寄り添うと同時に，新たな生活再建に向けた経済保障や社会資源など明確な支援を導入することが若年性認知症の本来の支援であり，現実的な生活再建に目を向けることができるように支えることが必要である。また，家族の状態に応じて訪問や同行を行い現場で支援を実施することと，多くの機関との連携による総合的な判断を通じて，丁寧な相談支援を心がけることが大切ではないかと考えられた。

付記

　「東京都若年性認知症相談支援マニュアル」は，多様な原因疾患と社会的課題の多い若年性認知症の人の個別ニーズを引き出し，適切な提案・説明・対応ができるという相談支援力の向上を目指している。その対象は，地域包括支援センターなどの公的窓口の職員，ケアマネジャー，医療機関の医療ソーシャルワーカーなど，身近な相談支援者である。

　内容は，①若年性認知症の原疾患や生活上の特徴などの基礎知識について，②アセスメントシートや連携シートを用いた相談支援の基本について，③進行ステージ別のニーズに応じた具体的な相談支援について，の3部構成になっている。

文献

1. 東京都：東京都認知症対策推進会議若年性認知症支援部会報告書．東京都福祉

保健局高齢社会対策部在宅支援課，2010．

2. 朝田隆，池嶋千秋，野瀬真由美，児玉千稲，増田元香ほか：厚生労働科学研究費補助金（長寿科学総合研究事業）総合研究報告書「若年性認知症の実態と対応の基盤整備に関する研究」，2009．

3. 東京都：東京都若年性認知症支援モデル事業報告書．東京都福祉保健局高齢社会対策部在宅支援課，2012．

4. 駒井由起子：若年性認知症に対する包括的作業療法．作業療法ジャーナル 47(11)：1225-1229，2013．

5. 駒井由起子，国府幹子，野々山陽子，森田絵里：「若年性認知症に対する相談支援ツール」作成のための研究．生存科学研究 25(1)：195-205，2014．

第5部
生存科学叢書

認知症医療・ケアにおける法的支援

第11章

高齢者の意思能力
法律的判断と医学的判断の関係

齋藤正彦

1. 問題の背景

　現行の成年後見制度は，介護保険制度と同じ，2000年4月に施行された。二つの制度は，高齢社会における生活の安全を図るための車の両輪と想定され，介護保険は，介護を閉ざされた家族内の負担から社会全体として支える事業とし，成年後見制度は，精神機能が十全ではない人の社会生活の安全を図り，可能な限り自律と自立を維持して生きていくための支援策であると考えられた。

　現行の成年後見制度では，従来の民法に規定されていた禁治産，準禁治産が，公的後見制度として，後見，保佐，補助の3分類に改められ，さらに，任意後見制度が創設された。障害の軽い人のための補助類型の新設と，自分の意思であらかじめ後見人と，その業務を定めておく任意後見制度は，障害をもつ人の能力を最大限に活用しつつ，経済活動に関して必要な保護を提供する制度と想定されていた。

　制度施行から10年以上が経過し，2000年度には9007件であった申請数が，2009年には2万7397件まで増加して，制度が社会に浸透しつつある様子がうかがえる。しかしながら，申請や権限の設定に本人の同意を必要とする補助制度や，本人が意思能力を保っている間に契約を結んで将来に備える任意後見制度の数は比較的少数にとどまっており，制度を利用しようとする事案の，約84%は従来の禁治産，準禁治産時代と同様に，本人が意思能力を喪失した後で，本人の財産を管理するために親族らによっ

て申請されている[1]。

　公的後見と呼ばれ，家庭裁判所の審判を経て決定される制度は，前述のとおり，後見，保佐，補助の三類型に分けられるが，この類型は本人の主として資産管理に関する意思能力の障害の程度によって分類される。このうち，後見，保佐の二類型については，審判の際，明らかにその必要がないと判断される時以外は，医師その他適当なものに鑑定をさせなければならないとされている（家事審判規則24条の二）。公的後見制度における，意思能力の三分法は，いわば一つの尺度によって意思能力に境界をつくり，軽度障害，中等度障害，重度障害を区分し，それぞれ，補助，保佐，後見にあてはめようとするものである。裁判所が作成している成年後見に関する診断書作成の手引きの例示によれば，日常の買い物にも援助を必要とする程度の障害を後見，日常の買い物程度であれば自分でできるが，重要な財産行為を行う際は，常に援助が必要な程度の障害を保佐，重要な財産行為についても自分でできなくはないが援助があった方がよいという程度であれば補助に該当するという。こうした考え方は，成年後見制度の対象が，精神発達遅滞と統合失調症等の精神障害を主たる対象としていた時代にあっては，それなりの妥当性をもっていたと考えられる。しかしながら男性対象者の約63％，女性対象者の約85％を高齢者が占め，その多くが認知症による能力の低下が占めていると考えられる今日，様々な問題を含んでいる。

　成年後見制度，とくに公的後見制度は，後見人等（後見人，保佐人，補助人）に代理権，同意権・取り消し権等を与えることによって，精神機能の障害のために，本人が不利な経済行為に引き込まれ不利益をこうむることがないようにするという制度である。したがって，本人は，この制度による経済上の保護を受ける代わりに，本人の資産の管理処分について，後見人等が本人の依頼に基づかない代理権をもつことになったり，本来なら自分の意思でできたはずの契約に後見人等の同意を要するようになったり，場合によっては本人の契約が後見人等の意思によって取り消されてしまう可能性さえ生じるということになる。すなわち，成年後見制度によって資

産を守られ，身上監護義務を果たされるとしても，それによって本来もっていた国民としての基本的な自由の小さからぬ一部を手放すことになる。本人の同意がなければ申請も，権限の決定もできない補助類型を除き，後見，保佐類型の審判において鑑定が行われるのはこのためである。

　後見，保佐類型の審判においては，家事審判規則24条の二によって，明らかにその必要がないと判断される時以外は，精神鑑定が行われることになっている。鑑定が省略できるのは，診断書によって植物状態であることがわかっている場合や，近接した時期に他の裁判所の別事件で精神の状況について鑑定が行われていて，その鑑定結果が利用できる場合などとされている。これらの状況で鑑定を省略できるのは，植物状態という診断の医学的定義が確立していて診断の信頼性が高いこと，植物状態であれば事理弁別能力を欠く常況にあるという経験則もほぼ確立していること等によると説明されている。立法時の担当者は，原則として後見，保佐類型において精神鑑定を行うのは，これらの制度が従来の禁治産，準禁治産制度と同様に，人の行為能力を制限するという側面をもつからであるとする[2]。

　これに対して，近年の成年後見審判の実務においては，こうした立法時の方針とはほど遠い運用がなされている。最高裁判所が公表している成年後見に関する統計資料に，鑑定の実施率が初めて示された2007年度の鑑定実施率は，すでに37％という低値であったが，その後，2008年27.0％，2009年21.4％とさらに減少の一途をたどっている。横浜家庭裁判所の坂野征四郎判事は，鑑定の省略は，成年後見審判業務を「迅速かつ適切に」進めるための「工夫」[3]であるとする。坂野は，成年後見審判の実務においては，「手間，時間及び費用をかけて鑑定をする必要があるか」といった「素朴な疑問」のわくケースが少なからず存在するので，鑑定不実施の範囲を拡大すべきだという議論があるとする。坂野によれば，認知症や知的障害者には鑑定不実施の例が拡大しつつある一方で，精神病者の場合は，「本人に病識がないことから後見等開始に反発し，不服申し立てをすることもあるので」鑑定の省略には比較的慎重であるという。坂野の主張には大きな問題がいくつも指摘できる。第一は，不服を申し立てられない人の

人権にこそ慎重な配慮をすべき裁判所が,「不服を申し立てることもある」人の手続きは慎重に規定どおり行い,不服をいわない人には本来定められた手続きを法的根拠なく省くということである。第二に,家庭裁判所は,鑑定の省略に加えて直接本人に面接する調査をも省略している事例が少なくないという点である。家族等の申し立てや医師の診断書を全面的に信頼して,鑑定も本人調査も省いて本人の法的権限を制限するという行為が許されるものであろうか。第三には家庭裁判所のこうした判断が正しいかどうかを検証するすべがないことである。一般の研究者が成年後見制度の運用について検証するには,裁判所が公表する資料によるしかない。鑑定を省略することの妥当性を検討するには,診断書の医学的信頼性を検証することが是非とも必要であるが,現在公開されている資料の中には,そうした作業の手がかりになるものは存在しない。

　筆者は,2000年4月の現行成年後見制度発足以来,2010年末までの間に,80件の後見類型審判,19件の保佐類型審判に関する精神鑑定を行った。本研究は,これらの鑑定結果を分析し,成年後見審判における能力判定の現状と問題点について明らかにすることを目的とする。現在までに,成年後見審判における鑑定内容が分析の対象となった研究は存在しない。

2.　研究対象・方法

　2000年4月1日〜2010年12月31日までの期間に,筆者が作成した成年後見鑑定のうち,被鑑定人が65歳未満の非認知症患者を除く,後見類型80件,保佐類型18件を分析の対象とし,鑑定書の内容を精査した。被鑑定人の年齢が65歳未満であっても診断が認知症の場合,非認知症であっても年齢が65歳以上の場合は分析の対象とした。

3.　倫理的配慮

　全体の分析は,個人が同定されないよう数値化したデータのみを対象とした。個別の事例検討においては,データの性格上,研究時点からさかのぼって個々の対象者やその後見人等に了解を得ることが困難であることか

ら，全例について，個人が同定されるような情報を可能な限り除外して分析した。

4．結果

　後見類型80例は，女性44人，男性36人，年齢は62～98歳，平均82.8歳，保佐類型18例は，女性11例，男性7人，年齢は55～90歳，平均77.7歳であった。性差については後見，保佐の間に有意差はないが，年齢については後見類型の方が，有意に高齢（$p < 0.05$）であった。意思能力低下の原因となっている疾患の診断は，アルツハイマー型認知症47例，混合型認知症13例，血管性認知症28例，前頭側頭型認知症3例，その他の認知症（頭部外傷，脳炎後遺症を含む）5例，統合失調症1例で，後見類型と保佐類型の間に疾患構成の有意差はなかった。

　心理検査の施行に関しては，後見類型のうち53例で検査不能，1例が検査拒否（診断はアルツハイマー型認知症で観察評価スケールによる認知症の重症度は重度，作話が認められた），残る26例については定量的な能力評価が行われた。保佐類型に関しては18例すべてについて，定量的評価が行われた。後見類型で定量的評価が行われた26例のうち，知能指数等の低下が軽度ないし正常範囲であった11例，保佐類型のうち，正常範囲であった4例，逆に重度の認知症と判断された1例，補助類型相当の診断書が作成された後，1年以内に保佐類型の鑑定書が作成された1例について事例ごとの検討を行った。

5．事例

(1) 後見類型

　［**事例1**］2010年，東京家裁，86歳，女性，独居

　診断：アルツハイマー型認知症

　心理検査：HDS-R＝20/30，FAB＝4/18，COGNISTATでは，理解の課題で重度障害

　後見相当と鑑定した理由：HDS-Rでは軽度障害であるが，現実の生活

能力を反映する実行機能評価検査であるFABでは18点中4点で重度障害域。とくに，概念化，行動プログラム，反応選択，抑制の検査では0点。さらに，丁寧な説明を理解することができないために，後見類型とした。単身であるが，腰痛で入院した病院で認知症が明らかになり，独居生活の継続は困難と判断され，後見審判の申請がなされた。

[事例2] 2009年，横浜家裁，90歳，女性，長期入院中
診断：アルツハイマー型認知症
心理検査：HDS-R＝18/30，NMスケール，N-ADLスケールとも中等度障害
後見相当と鑑定した理由：現実見当識の障害が強く，家族関係，日々の生活の費用，金銭の価値等について的確な判断ができない，という意味では，日常的な買い物もできないと判断された。例えば，「私の父は帝国○○の館長ですから，支払いはすべてつけで済みます」等。

[事例3] 2008年，東京家裁，77歳，女性，外来
診断：アルツハイマー型認知症
心理検査：HDS-R＝19/30，COGNISTATで見当識，記憶，注意の重度障害，呼称，視覚構成で中等度の障害。一方，理解，抽象思考，判断の課題は正常範囲の成績。
後見相当と鑑定した理由：1年間でHDS-Rの成績が5点低下，財布からお金を出して買うという行為はできるが，金額の妥当性，生活上の必要性については判断できない。長年の通院患者で親族間にトラブルなし。

[事例4] 2004年，東京家裁，85歳，女性，外来
診断：統合失調症残遺状態
心理検査：WAIS-Rで言語性IQ＝112，動作性IQ＝78，下位検査では，

抽象思考や判断,不慣れな状況での臨機応変な対応能力を評価する検査で標準以下の成績

後見相当と鑑定した理由:統合失調症による思路弛緩,外界認知の著しいゆがみ等のため,その時その場でほしいものを買う,という行為には支障がないものの,計画的な買い物や資産管理,家庭の維持はできない。両親の死後,世話をしていた同胞が高齢になり,第三者による後見を求めて後見審判を依頼。

[事例5] 2004年,東京家裁,94歳,女性,長期入院中
診断:脳血管性認知症
心理検査:HDS-R = 17/30
後見相当と鑑定した理由:見当識障害顕著,資産の管理は,「母と夫がしてくれているはず」,と言うが母はもちろん,夫も死亡している。親族間に争いなし。

[事例6] 2003年,東京家裁,84歳,女性,外来
診断:アルツハイマー型認知症
心理検査:WAIS-Rで言語性IQ,動作性IQともに71,COGNISTATでは,見当識,注意,理解,記憶,構成,計算で重度の障害
後見相当と鑑定した理由:知能指数は軽度遅滞域であるが,記銘力障害,見当識障害が顕著で現実的には資産管理ができていない。自分の預貯金,資産の概略がわからず,高額な不用品を次々に売りつけられるという現実的な問題が起こっている。そのことによって被っている損害について説明されても理解できない。

[事例7] 2003年,東京家裁,81歳,女性,外来
診断:アルツハイマー型認知症
心理検査:WAIS-Rで言語性IQ = 97,動作性IQ = 111,言語性IQは1年間で13ポイント低下,算数,理解,類似の下位検査で年齢標準値

を下回る。動作性下位検査では，絵画配列，絵画完成，符号，組み合わせの下位検査で，1年前に比較して明らかな低下。COGNISTATでは，見当識，記憶に重度の障害，1年前には正常範囲だった構成，論理的判断が障害域まで低下

後見相当と鑑定した理由：資産管理に必要な抽象的な思考，状況を認識するための見当識，記銘力の障害が目だつ。この時点では，後見，保佐の判断に迷う状況であったが，1年間の能力低下の早さを考慮すると，この時点で保佐相当としても，遠からず，大きな能力低下が起こると考えることは合理的な予測であると考えられた。

[**事例8**] 2003年，東京家裁，81歳，女性，外来

診断：アルツハイマー型認知症の疑い

心理検査：WAIS-Rで言語性IQ＝84，動作性IQ＝86，COGNISTATでは言語理解，記憶，計算の重度障害，呼称の中度障害，構成，抽象思考，判断の軽度障害

後見相当と鑑定した理由：IQは正常下限であるが，見当識障害，記銘力障害が顕著で，資産の価値，活用の仕方などについて合理的な判断ができていない。その時，その場で目の前の商品を買うという行動はできるが，その際，レジでどの札を出せばよいか，買おうとする品物が自分にとって必要なものかどうかといった判断ができない。

[**事例9**] 2002年，東京家裁，75歳，女性，外来

診断：脳血管性認知症

心理検査：WAIS-Rでは言語性IQ＝94，動作性IQ＝99，下位検査では絵画配列，理解の成績が低い。COGNISTATでは記憶の重度障害，見当識の軽度障害

後見相当と鑑定した理由：現実の生活で，自分の所有する不動産の家賃を何度も請求したり，由来のわからない多額の現金を所持したり，それを短期間に散逸したりといった事件が頻発している。帳簿や通帳管

理等を自分でしようとするが，できず，金融機関の外交員に印鑑と通帳を押しつけるなどの行動があって経済生活が破たんしかけている。性格変化が強く，家族の援助をかたくなに拒む。

［事例10］2002年，東京家裁，91歳，女性，長期入院中
診断：アルツハイマー型認知症
心理検査：MMSE＝25/30，WAIS-Rでは，言語性IQ＝110，動作性IQ＝93
後見相当と鑑定した理由：検査所見はいずれも正常範囲。同居する妹を頼って生活してきたが，その妹がけがで入院。実行機能障害が露呈して生活を維持できず，加えて情動制御の障害，意欲の低下など，抑うつ症状も出現した。妹と同じ病院に入院させると，落ち着くが，一人になると同様の混乱に陥るというエピソードを繰り返し，どのような援助を求めているのかを自分で判断することがまったくできなかった。

［事例11］2001年，東京家裁，78歳，男性，自宅静養
診断：脳血管性認知症
心理検査：WAIS-Rで言語性IQ＝84，動作性IQ＝83，下位検査では，理解，組み合わせで障害顕著。WMS-Rで，言語性記憶指数測定不能（重度障害），視覚性記憶指数＝64，他の検査で，記銘力障害，見当識障害顕著
後見相当と鑑定した理由：性格変化が目だち，深刻味がない。認知機能の低下について洞察を欠き，トラブルを自覚していない。現実見当識の混乱が強く，金銭管理等について，合理的な判断ができない。

(2) **保佐類型**
［事例12］2006年，東京家裁，89歳，男性，外来（独居）
診断：詳細不明の認知症（脳血管性認知症の疑い）
心理検査：WAIS-Rで言語性IQ＝87（前年96），動作性IQ＝79（同78），

WMS-R で言語性記憶指数＝84（同 93），視覚性記憶指数＝59（同 70）
保佐相当と鑑定した理由：2005 年に MCI の診断で，補助開始。1 年経過し，知能指数，記憶指数ともに低下しているが，障害は依然として軽かった。性格変化が目だち，荒唐無稽な特許の申請を行うと言い張って数千万円を失い，なお借金をしようと親族に保証人を依頼するに及んで，補助人の権限では本人の資産を保護できなくなった。

[**事例 13**] 2005 年，東京家裁，76 歳，女性，外来（独居）
診断：アルツハイマー型認知症
心理検査：COGNISTAT で，見当識，注意，語の復唱，言語流暢性，視覚構成，記憶の課題で重度の障害，抽象思考，判断で軽度の障害
保佐相当と鑑定した理由：地域福祉権利擁護事業の相談員が日常の金銭管理を代行し，家事は介護保険ヘルパーが援助しており，能力の程度からは後見か，保佐かの判断を迷う程度であるが，本人が障害を自覚しており，訪問販売等の被害を防ぐため，成年後見制度に利用を希望していることから，保佐相当とした。

[**事例 14**] 2003 年，東京家裁，87 歳，女性，外来（精神障害のある孫と同居）
診断：アルツハイマー型認知症・重度の抑うつ状態
心理検査：WAIS-R で言語性 IQ＝84，動作性 IQ＝107，COGNISTAT では，記憶の重度障害，見当識，注意の中等度障害
保佐相当と鑑定した理由：記銘力障害に加えて，重度の抑うつ状態が数年にわたって持続していた。心理検査の成績は，6 カ月の間に明らかな低下があり，将来，抑うつ状態が改善する可能性があっても保佐相当の能力にとどまると判断された。

[**事例 15**] 2003 年，東京家裁，女性，外来（独居）
診断：アルツハイマー型認知症

心理検査：WAIS-Rで言語性IQ＝83，動作性IQ＝95，絵画完成，絵画配列，理解，単語などの下位検査で成績不良。COGNISTATでは，記銘力，見当識の重度障害，判断力の軽度低下

保佐相当と鑑定した理由：知能指数は正常範囲を保っているが，情報の理解，保持が困難で，普段とは異なる事態に対応できない。

[**事例16**] 2002年，東京家裁，女性，外来（寝たきりの夫と二人暮らし）
診断：脳血管性認知症
心理検査：WAIS-Rで言語性IQ＝87，動作性IQ＝87，COGNISTATでは，見当識，記憶，視覚構成に中等度の障害，判断に軽度の障害

保佐相当と鑑定した理由：知能指数は正常範囲であるが，複数の情報の理解，記憶保持が困難で資産管理に関する合理的意思決定が困難。もともと，株，先物取引などをしていたが，近年は，リスクを認識しないまま証券会社のセールスマンの言うなりに取引を重ね，損害をこうむる。他人に対しては体面を取り繕うが，家族に注意されると興奮して合理的な解決ができない。

[**事例17**] 2002年，東京家裁，75歳，女性（独居）
診断：アルツハイマー型認知症
心理検査：WAIS-Rで言語性IQ＝91，動作性IQ＝97，理解，符号，組み合わせ等の下位検査で評価が低い。COGNISTATでは，見当識，記憶，抽象的思考に重度の障害

保佐相当と鑑定した理由：知能指数は正常範囲。実生活では，宗教団体にしばしば金品を搾取されているが，病識を欠き，被害者意識もない。熱湯によると推測される真皮に達する熱傷を負いながら，自分では医療機関を受診することもできず，数日後に訪問した親族によって発見された。

6. 考察

　後見類型の鑑定 80 例を，施行年（2000 年のみ 4 月 1 日～ 12 月 31 日）ごとに並べると，2000 年 8 件以後，2001 年 11 件，2002 年 7 件，2003 年 15 件，2004 年 16 件，2005 年 12 件，2006 年 7 件，2007 年 2 件，2008 年 0 件，2009 年 1 件，2010 年 1 件である。最高裁判所の成年後見に関する統計が，鑑定の実施率を公表し始めた 2007 年以降，筆者の鑑定数も減少している。この間，後見等審判の件数は増加を続けており，筆者の診療機会も拡大を続けている。2006 年以降，筆者の勤務する医療機関全体における後見審判等診断書の発行数は年々増加しているが，2007 年以降，鑑定の依頼件数は合計 1 ～ 3 件程度で推移している。したがって，この間の鑑定件数の減少は，家庭裁判所による鑑定不実施の判断が増加していることの結果である。2007 年以降，筆者が鑑定書を作成した 4 件は，いずれも心理検査が可能な程度の障害であった。2006 年に鑑定した 7 件の全例が，心理検査に関しては「実施不能」であったことを考えると，審判を申請する際に提出される診断書で，心理検査実施不能という記載があることを，鑑定不実施の判断の一つの基準にしている可能性がある。しかしながら，この点については，裁判所が基準を公表していないので，議論の深入りは避ける。

　さて，鑑定を行った 80 件の中で 66.3％は心理検査が不能であった。検査不能例は全例が認知症の診断を受けていたので，検査が施行できない理由は，被鑑定人の認知機能が，心理検査の質問を理解し返答するだけの能力を喪失するほどに低下していたということを意味する。ちなみに，検査不能例は多くが長期に，施設ケアを受けている事例で，施設費用ねん出のために，本人名義の預金等を使う必要があるということが申請の理由になっていた。

　心理検査を行った後見類型の審判 26 件のうち，15 件は，検査の成績が中等度ないし重度の認知症に相当するものであったが，11 例は，正常範囲ないし軽度認知機能障害と判断される成績であるにもかかわらず，後見相当の鑑定書が作成されていた。事例 1 から事例 11 までがそれである。これら 11 例は，最高裁判所が例示する「日常の買い物もできない程度」

の障害とはいえない。

　11例中3例は，長期入院中でいずれも90歳を超えていた。これら3例については，後見人が同意権・取り消し権を行使するような事態は想定できず，後見の申請は，家族が，入院費用を本人の資産からねん出するための代理権を必要としていた事例であると推測される。

　残る8例は，自宅で生活している高齢者である。事例4は，統合失調症の病的体験に支配された行動等のために，事例11は脳血管障害による性格変化が顕著であるために合理的な意思形成ができず後見が必要と判断された。事例3，事例7はその時の能力から判断すれば，保佐相当であったと考えられるが，評価直近の1年弱の間に，急速な進行を示しており，保佐人を指名しても近々後見に変更する必要が生じるものと考えられた。事例1，事例8は，実行機能の障害，現実見当識の障害などのために，認知症としては比較的症状が軽度であるにもかかわらず，実生活の障害が大きく，生活の支援に代理権を持った後見人が必要であると判断された。事例6，事例9は比較的まとまった資産をもち，それを自分で管理していたために本人の資産の管理ばかりでなく，関係者に対しても大きな経済的リスクとなっていた。一方で病識が不十分で家族や他人に管理をゆだねるつもりがなかった。

　すなわち，これら8例のうち，2例（事例4，11）は知的な機能以外の精神症状のために，後見相当の能力低下と判断されており，これらは本来の能力三分法に矛盾しない判断であったといえる。進行の速さを考慮した2例（事例3，7），資産管理上の必要を考慮した2例（事例6，9）においては，能力三分法とは関係なく，保護の必要性に応じた判断が鑑定結果に影響していた。残る2例（事例1，8）は，知能指数や認知症評価のための一般的スケールには，十分に反映されない実行機能障害や，現実見当識の混乱が判断の要因となっていた。

　保佐類型の鑑定は同じ期間に17件であった。17例の中には心理検査不能という事例はなく，すべて，通常の心理検査を行いうる認知機能を保っていた。これらのうち，心理検査の成績が正常範囲であった4事例，後見

相当と判断してもよいような低い成績であった1事例，1間で補助から保佐に変更になった1事例が，事例12から事例17である。

後見相当に近い能力低下があった事例13は，アルツハイマー型認知症の独居老人で，日常の金銭管理を，社協との契約に基づく地域福祉権利擁護事業の相談員にゆだね，介護保険ヘルパーによる生活支援を受けて生活していたが，詐欺まがいな訪問販売の被害にあうようになり，これを防ぐために保佐の申請がなされた。本人が制度利用を希望しており，同意権・取り消し権を有する保佐人がいれば，現在の生活を維持することが可能であると判断され，保佐類型の鑑定を行った。

知能指数では正常範囲の成績を示したが，鑑定の結果保佐類型とした，事例14，15，16，17の4例は，独居または障害のある家族との二人暮らしで家族による保護が期待できないという共通点をもっている。事例14には認知症に加えて遷延する重い抑うつ状態があった。事例16，17は宗教団体や証券会社などによる多額の経済被害を受け生活が脅かされているという実態も存在した。これら4例については，家族による保護がないという条件のために，安全な社会生活をするためには，より高い能力が要求されると考えられたことから，正常範囲の知的機能を維持する軽度認知症であっても，保佐類型の保護が必要であると考えられた。

事例12は，保佐の鑑定を行う1年前，補助人が選任されていたが，補助人の機能では十分な資産保護ができず，結局，さらに能力が低下するのを待って，本人が同意しない経済行為に対しても，同意権・取り消し権を持つ保佐人をつけることによって，ようやく本人の資産の散逸を防いで生活を維持するという目的が達成された。

7．結論

先に述べたとおり，後見，保佐，補助の公的後見における三つの類型は，建前上，意思能力の障害の程度によって3分類されることになっており，保護の必要性や将来の見通し等によって鑑定結果が変化することは好ましいことではない。本来であれば，鑑定書はあくまでも客観的で定量的な評

価によって行われ，家庭裁判所が鑑定書の内容を含め，個々の事情を斟酌してどのような類型の保護を与えるかを決定すべきである。

　今回分析した後見類型80件の鑑定書からは，長期に施設ケアを受けていて，その費用支払い等のために成年後見が申請される例の多くは，原則どおり，認知症が進行しており，心理検査を行えない者も66.3％に達していた。一方，在宅生活をしている高齢者の中には，心理検査上は高い能力を保っているにもかかわらず，現実的な生活機能の評価から，後見相当と鑑定せざるをえない例が多かった。保佐類型18例についても心理検査上の分類では，原則から外れて高い成績を示したものが6例あり，このうち4例は独居，2例は精神障害のある家族と二人暮らしで，すべて，家族の保護が期待できない環境で生活していたために，成年後見制度を利用した保護を考えれば，正常範囲に近い能力を維持していても保佐相当と鑑定せざるをえなかった。裁判所は，すべての事例で，鑑定結果と同じ審判を下している。

　したがって，成年後見制度に関する鑑定は，当初，司法当局が想定したような，能力の3分類によって運用されているのではなく，鑑定結果には，現実のニーズに応えるような配慮が働いており，裁判所もこれを追認しているものと考えられる。

　今回の研究資料からも2006, 2007年ごろを境に，鑑定数が激減しており，裁判所の鑑定不実施の範囲が拡大していることがうかがえる。次年度は，こうして運用方針の問題点を検証する。

文　献

1. 最高裁判所事務総局家庭局：成年後見関係事件の概況.
2. 小林昭彦，大門匡編著：新成年後見制度の解説．金融財政事情研究会，2000.
3. 坂野征四郎：裁判所における鑑定の運用．実践成年後 25: 22-30, 2008.

第12章

成年後見制度における高齢者の判断能力判定に関する心理学的研究

松田　修

1. 問題と目的

　高齢者が地域で安全で尊厳ある暮らしを営むのに必要な能力には様々ある。その中には，買い物や通院などの日常行為の遂行能力だけでなく，財産行為や身分行為などの法律行為の遂行能力も含まれる。とくに，自らの財産を管理・処分する能力は，私たちの生活を支える重要な能力の一つであり，こうした能力は，民事法上，事理弁識能力と呼ばれている。今日，認知症を発症したために，事理弁識能力が不十分となっているにもかかわらず，財産行為を続けていたがために，経済犯罪や不当契約などのトラブルに巻き込まれる認知症高齢者が後を絶たない。こうした人々の権利を擁護する制度の一つとして活用されているのが現行の成年後見制度である。

　現行の成年後見制度における精神医学や心理学の中核的な役割の一つが，精神鑑定書および診断書の作成である。これらの書類の作成に当たっては，本人の判断能力（事理弁識能力）の有無や程度に関する能力評価が極めて重要な意味をもつ。成年後見制度における能力判定に関する研究は，司法精神医学の重要な研究部門の一つであり，とくに，意思能力論や民事精神鑑定と密接に関係している。本人の判断能力の有無を判断する際には，知的障害を前提とした基準が準用されることがあった。しかしながら，こうした基準を高齢者の能力評価に準用する際には，加齢による高齢者特有の判断や意思決定過程のメカニズムや，認知症疾患が高齢者の判断能力に与える影響などを十分に加味した判断がなされなければならない。こうした

判断を実現するためには,まずは高齢者特有の意思決定過程の特徴を十分に解明することが必要である。

問題商法と意思決定に関する心理学的研究では,問題商法の手口が人々の意思決定過程をコントロールするメカニズムの検討を試みている。平山・楠見(2004)[1]は,消費者が購入に至る意思決定過程を,①前提の理解,②情報の探索(多面的検討),③情報の評価,④結論の導出という段階に分けてとらえる考え方を提案した。菊池(2004)[2]は,問題商法の悪質な手口は,まず情報をコントロールすることで前提の理解をコントロールしていると指摘している。例えば,健康食品ならば,その効能に関する虚偽の情報を提示し,消費者の意思決定をコントロールしようとするものである。同時に,その商品の希少性や信頼性に関する虚偽の情報を提示し,「この商品を購入しても大丈夫だ」と安心させる情動的なコントロールも,消費者の意思決定過程に影響を与える可能性があるといわれている。こうした付加的情報の付与が人々の意思決定過程に影響を与え,冷静な判断を阻害している可能性がある。

意思決定に影響を与えるもう一つの要因は,ストレスである。永岑ら(2009)[3]は,振り込め詐欺状況における意思決定に影響を与える心理的要因のひとつとして,ストレスを挙げている。ストレスと意思決定に関するいくつかの実験研究によると,意思決定に要する時間に制限を与えるなど,時間的なプレッシャーが与えられると熟慮型の意思決定が阻害され,冷静な判断に支障をきたす可能性が示唆されている(Zalay, 1985[4]; Orasanu & Connolly, 1993[5]; Huber & Kunz, 2008[6])。催眠商法の会場や訪問販売などの場面で,その場ですぐ決断しなければならないといった時間的プレッシャーを巧みに与えることが,被害者の意思設定過程に作用し,冷静な意思決定を困難にさせている可能性がある。以上のように,巧みに情報操作による前提の理解のコントロールや,時間的プレッシャーの付与といったストレス状況下におかれることが,人々の冷静な意思決定過程を阻害し,問題商法の被害を生んでいる可能性がある。

いうまでもなく,加齢や老化は私たちの認知機能に大きな影響を与える。

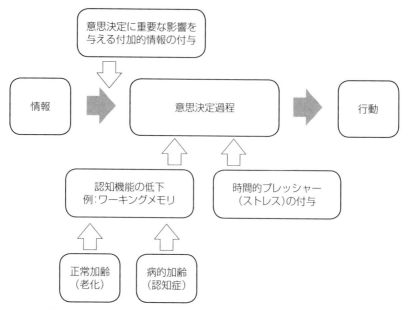

図1 問題商法の手口と高齢者の意思決定過程に影響する要因

とくに，ワーキングメモリの低下は，高齢者の意思決定過程に大きな影響を与える可能性がある。ワーキングメモリは，複数の情報を同時に処理するのに必要な能力で，過去の経験を照合しながら現在直面している問題を冷静に解決するのに欠かせない重要な能力である。加齢によってワーキングメモリの容量が少なくなった状態では，たくさんの情報を同時に提示されたり，その処理を限られた時間の中で行うように強いられたりすると，情報処理が追いつかず，一種の飽和状態，さらには思考停止の状態となることが予想される。それでもなお一定の意思決定をしなくてはならない状況下に置かれれば，当然のことながら，冷静な意思決定は困難となり，普段ならば決して購入しない商品を購入してしまうという事態が生じかねない。さらに，認知症などの病的加齢のプロセスが加われば，高齢者の意思決定過程の困難はさらに大きくなると思われる。

　以上の点から，筆者は高齢者が問題商法に騙されるプロセスについて仮説を立てた（図1）。

そこで本研究では，成年後見制度における高齢者の判断能力の判定に関する以下の二つの心理学的検討を行った。実験Ⅰは，前提情報が高齢者の意思決定に与える影響を明らかにするために，どのような前提情報が高齢者の意思決定過程に影響しやすいのかを階層分析法（木下，2000a；2000b）[7)8)]の手法を用いて検討した。実験Ⅱでは，時間的プレッシャーの付与がワーキングメモリ容量の少ない状況下での意思決定にどのような影響を与えるのかを明らかにするために，大学生を対象としたアナログ研究を行った。以上の点の実験から得られた知見をもとに，高齢者の意思決定過程の特徴を考察し，高齢者の権利擁護に関する指針を得たいと考えた。

2. 実験Ⅰ　階層分析法（AHP）による高齢者の意思決定過程の検討
(1) 目的
　前提情報が高齢者の意思決定に与える影響を明らかにするために，どのような前提情報が高齢者の意思決定過程に影響しやすいのかを階層分析法（以下，AHPと記す）の手法を用いて検討した。AHPは意思決定を行う際の人間の判断の曖昧さを数量化し，より合理的な意思決定を行うために利用される手続きである（木下，2000a）[7)]。この手続きでは，複数の選択肢の中からどの選択肢を採択するか決定するための判断基準（評価基準）を設定し，評価基準間の一対比較によって各評価基準の相対的な重要度の指標を得ることができる。この手続きを応用して，今回の研究では，「健康食品の購入」という意思決定に際して，高齢者はどのような情報，すなわち今回の実験で設定した評価基準を重視するのかを他の世代（若年群，中年群）と比較し，高齢者の意思決定がどのような前提情報によって影響を受けやすいのかを検討した。

　評価基準の重要度の算出に加えて，AHPでは同一個人の中で重視する評価基準がどの程度一貫しているかを数量的に表す整合度（CI）の算出が可能である。今回の研究では，この指標を世代間で比較することで，高齢者の意思決定過程の特徴を検討した。さらに，年齢をマッチさせた統制群と認知症群との間においても評価基準の重要度指標および整合度指標の比

較を行った。

(2) 対象と方法
①対象

対象者は，若年群19名（男性9名，女性10名），中年群20名（男性10名，女性10名），高年群21名（男性10名，女性11名），認知症患者群9名（男性2名，女性7名）の計69名であった。認知症患者群は，首都圏内にある認知症疾患専門病院の外来通院患者の中から抽出した。認知症群の改訂長谷川式簡易知能評価スケール（HDS-R）の平均は21.2点，FAB（前頭葉機能検査）の平均は11.6点であった。平均年齢56～84歳（平均＝71.4，SD＝9.49）であった。認知症群との比較を行うために，上述の中年群と高年群の中から56～85歳の計30名を無作為に抽出し，統制群とした。

②方法
1) 実験課題

購入する商品の設定に当たって，国民生活センターがまとめている高齢者の消費者被害からその検討を行った。その結果，高齢者を対象にした詐欺では，高齢者の経済的な不安や，健康に対する不安に付け込んだ手口が非常に多かった。また，被害事例を見てみると，とくに住宅リフォームの契約や，健康器具・健康食品の購入における被害が多かった。以上の点から，「健康食品」を取り上げ，1か月分1万円程度の「健康食品の購入」の場面を設定した。

「評価基準」として，本研究では，①製造先の信頼性，②購入者数，③価格の安さ，④販売員の対応，⑤数量限定の五つを設定した。これらの評価基準は，いずれも詐欺の場面でよく利用されている手口を参考にして設定したものである。製造先の信頼性とは，製造元が信用できる企業や団体であるという情報である。これは，大企業や公共団体名を偽って消費者の意思決定をコントロールしようとする問題商法の手口を参考にした基準である。購入者数は，多くの人が購入しているという情報である。これは多くの人が愛用していることを強調することで消費者に安心感を与える手口

を参考にしたものである。価格の安さは，普段または他店よりも価格が安いという情報である。販売員の対応とは，販売員が親切かどうかという情報である。訪問販売詐欺の場面において，相手の信頼を得るために，親切な対応をして相手に好意を示すという手口を参考に設定したものである。数量限定とは，販売数量に限りがあるとの情報である。限定というフレーズを強調することによって，相手の気を引く手口を参考に設定したものである。

2）手続き

実験で使用した課題は，健康食品を購入する場面において，どちらの評価基準をどのくらい重視するかを一対比較によって評価するものであった。この課題の作成には，パワーポイントを使用した。詳しくは，スライドの左側と右側にそれぞれ一つずつ評価基準を掲げ，その下に評価尺度である重要性の尺度を記すことによって，1枚のスライドに1回分の一対比較を表示した課題を作成した（図2）。本研究における評価基準は，製造先の信用性，購入者数，価格の安さ，販売員の対応，数量限定の五つであったため，一対比較の組み合わせは全部で10とおりであった。このため課題は，図2に示したスライドを，比較する評価基準の組み合わせの部分だけ変えて，全部で10枚作成した。高齢者が被験者となるため，白内障などによる視覚変化の影響が実験課題の遂行に支障をきたす可能性を事前に検討するために，白内障ゴーグル（高研LM-0603E1）を装着し，視認性を確認した。その結果，スライド画面の認識には大きな問題はないものと判断した。

評価基準については，それぞれ製造先の信用性は「製造先が信用できる」，購入者数は「多くの人が買っている」，価格の安さは「他よりも安い」，販売員の対応は「販売員が親切に対応してくれた」，数量限定はそのまま「数量限定」と明記した。

重要性の尺度については，AHP理論で使用されている「重要性の尺度とその定義」（木下，2000b）[8]を利用した。ただし，本研究では回答者にもわかりやすいように，表示する数値を0，1，2，3，4に変更して使用した。本研究で使用した重要性の尺度とその定義については図2のとおりであっ

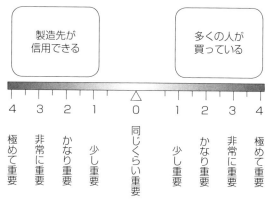

図2 【製造元の信用性】と【購入者数】における一対比較（実験課題）

た。課題は，一対比較の組み合わせと提示する順序を変えて，実験課題1と実験課題2の2パターン作成し，どちらの課題を実施するかは被験者に対してランダムに振り分けた。

実験は，個別に，実験課題の説明，例題，本題の順で行った。例題は，「テレビの購入」の場面を設定し，図2に示したスライドを見せながら，「テレビを購入する際に，製造先が信用できることと，多くの人が買っていることは，どちらの方がどのくらい重要だと思いますか」と質問をした。回答は，「製造先が信用できること」と「多くの人が買っていること」はどちらの方が重要だと思うかということと，またどのくらい重要だと思うかについて，少し重要，かなり重要，非常に重要，極めて重要の4段階と，同じくらい重要とさらにそれぞれの間もすべて選択肢に入れて，計17段階の中から選択して回答することを説明した。例題によって実験課題の理解を確認した後で，本題を行った。課題は一回一回実験者が質問をし，その都度回答者の回答を得てから次の課題に移るようにした。

3）分析

各群の各評価基準の重要度指標および整合度指標は，Kruskal Wallis のH 検定によって比較した。多重比較には，Bonferroni の補正後の有意水準（0.05 α =0.016）による Mann-Whitney の U 検定を行った。

③結果

1) 若年群,中年群,高年群の各指標の比較

各評価基準の重要度指標と整合度指標を3群間(若年群・中年群・高年者群)で比較した。その結果,【数量限定】の重要度において,若年群・中年群・高年群の3群の間の中央値に5%水準で有意差が見られた($\chi^2(2, n=60) = 7.069$, $p < 0.05$)。多重比較の結果,若年群($M=0.06$, $SD=0.36$)と高年群($M=0.12$, $SD=0.10$)の間の中央値に有意差が見られた($p=0.010$)。その他の指標にはいずれも有意差は見いだせなかった。

2) 認知症群と統制群の各指標の比較

認知症群と統制群の間の評価基準の重要度指標と整合度指標を比較した。その結果,五つの評価基準の重要度については2群の間に有意差は見いだせなかった。しかしその一方で,整合度指標には1%水準で有意差が見られた($U=19.5$, $p<0.01$)。図3に示すように,認知症群($M=0.64$, $SD=0.30$)は,統制群($M=0.24$, $SD=0.16$)よりも,整合度指標が有意に高かった。

3) 考察

実験Ⅰの結果から,高齢者は,若年者よりも,健康食品購入に関する意思決定において「数量限定」という情報を重視することが示唆された。この結果は,数量限定という情報の提示によって高齢者の意思決定がコントロールされる可能性が示唆された。

認知症群と統制群を比較した結果から,認知症患者は,同世代の人々よりも,評価基準の首尾一貫性の程度が低いことが示唆された。この結果は,認知症患者はその場の状況によって重視すべき基準が変化しやすく,場依存的または場当たり的な意思決定を行いやすい可能性を示唆しているものと思われる。

3. 実験Ⅱ ワーキングメモリ負荷条件における時間的切迫感が判断課題の成績に与える影響

(1) 目的

実験Ⅱでは,時間的プレッシャーの付与がワーキングメモリ容量の少な

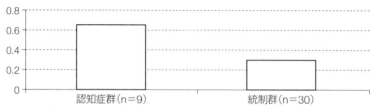

図3 整合度指標の比較

い状況下での意思決定にどのような影響を与えるのかを明らかにするために，大学生を対象としたアナログ研究を行った。

(2) 方法

①対象

対象は大学生40名で，判断課題の回答の際に5秒の時間制限を設ける「時間制限あり群」と設けない「時間制限なし群」の2群にランダムに振り分けられた。なお，この2群の間でWAIS-Ⅲの逆唱課題の成績には有意差はなかった（$t(38)=0.448$, n.s.）。このことから，二つの群のワーキングメモリの成績は統制されているものと考えられた。

②実験課題

本研究は大学生を対象としたアナログ研究であるため，商品を購入するかしないかの判断を求めるといった現実場面を想定した課題だと時間的切迫感の影響を受けにくい可能性が高いと判断した。そのため本研究では抽象的な課題を作成した。作成した判断課題は練習問題1問と，本題12問から構成された。本題には同意語問題（2問），図形問題（2問），数列問題（3問），大小比較問題（2問），推理問題（3問）が含まれた。

1) 同意語問題

問題と同じ意味の語句を，ひらがなで表記された選択肢の中から選択してもらう問題である（例：辞職と同じ意味の単語を次の選択肢から選べ）。

2) 図形問題

問題の図形を右に90度回転させた図形を，選択肢の中から選んでもら

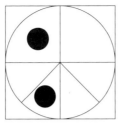

図4　図形問題の例

う問題である。被験者に見本図（図4）を90度回転させたものをイメージしてもらうという負荷を加えることで，時間的切迫感が課題遂行に与える影響が大きくなるようにすることを目的として作成した。

3）数列問題

これは提示された数列と同じ数列を選択肢の中から選ぶ問題である。なおこの数列は，数字および数字と形態が似ている文字で構成された数列である（例：「37E42B325」と同じ数列を次の選択肢から選べ）。

4）大小比較問題

これは指定された範囲内にある数を選択肢の中から選んでもらう問題である（例：6494と6515の間にある数を次の選択肢から選べ）。

5）推理問題

これは，法則性の問題，暗算問題，二つの契約のどちらの方が得かを判断する期待値問題の計3種類から構成した問題である。法則性問題では，「？」の中に入るものを選択肢から選ばせた（例：← ↑ ← ← 8 7 8 ？）。暗算問題では「？」の中に入る数字を選ばせた（例：$X+Y=9$，$Y-Z=3$，$Z=4$，$X=?$）。期待値問題では，選択肢の中から得する可能性が高いものを選ばせた（例：A. 40％の確率で5000円もうかる契約，B. 80％の確率で2000円もうかる契約，ただし，契約料はともに1000円とする）。

この判断課題の信頼性を検討した結果，K-R20 $\alpha=0.898$であった。さらに今回の実験条件である時間的プレッシャーの付与が被験者に一定の緊張を与える効果があるのかどうかを検討するために，皮膚電位計を用いた精神性発汗を測定した。

精神性発汗に伴う皮膚電位反応の測定にはSPN-01（西澤電機計器製作所製）を用いた。電極を被験者の前前腕部，前腕部の中間点，小指球の3か所に装着し精神性発汗に伴う皮膚電位反応を測定した。なお，この皮膚電位計はSPL（皮膚電位水準）およびSPR（皮膚電位反応）を同時計測するものだったが，本研究ではリアルタイムの電位活動の変化を示すSPRを分析対象とした。4人の被験者には皮膚電位計を装着してもらった後に判断課題の教示および練習問題を行い，判断課題に取り組むよう求めた。判断課題は各条件で同意語問題1問，図形問題1問，数列問題1問，大小比較問題1問，推理問題の各種類1問ずつの7問，両条件で合計14問出題した。精神性発汗に伴う皮膚電位反応が生じた回数は，①時間制限あり条件を実施した「時間制限あり」，②時間制限なし条件を実施した「時間制限なし」の2期に分けて分析を行った。本研究ではSPRの電圧が0.04mVを超えたものを電位反応が生じたとみなして，各期における出現数を数えた。また条件および被験者ごとに各期にかかった時間が異なったため，1秒あたりの出現数を算出したのちに1分間あたりの出現数を算出し，比較を行った。

　その結果「時間制限あり」で「時間制限なし」よりも電位反応が生じ，被験者が精神的に緊張している傾向にあることがわかった。精神性発汗の測定は大学生4名を対象に実験した。この4人には皮膚電位計を装着した状態で，このため時間制限あり条件において被験者に緊張を与えることが一定程度できているとみなした。

　③実験デザイン

　実験デザインは，条件（時間制限あり条件 vs. 時間制限なし条件）の被験者間要因を独立変数，判断課題の成績を従属変数とした。

　④手続き

　ワーキングメモリ課題としてWAIS-Ⅲの逆唱の5桁・6桁・7桁の計6問を実施し，その後判断課題を行った。判断課題の提示は，パーソナルコンピュータを用いた。判断課題の手続きについての教示を行った後，練習問題を1問出題，練習問題の画面を用いて再び手続きについての概要を説

明した上で，被験者に12問の判断課題の問題に取り組むよう求めた。問題および選択肢の提示から被験者の解答までの時間の測定にはストップウォッチを用いた。1問につき正答は一つとし，被験者には1～5の番号がふられた五つの選択肢の中から正しいと思う選択肢を一つ選び，その選択肢の番号を口頭で回答するように求めた。ただし推理問題の暗算の問題のみ，被験者自身が計算した結果を回答した。

　本研究は高齢者のワーキングメモリの低下に着目したアナログ研究であるため，判断課題に取り組んでいる最中は被験者全員のワーキングメモリに負荷を加えた。その方法は，問題および選択肢とは別に画面上にランダムで表示される，赤い丸で囲まれたひらがなを読み上げるようにしながら解答を考え，解答がわかり次第，口頭で答えてもらうというものだった。なお，このひらがなには「あ」「い」「う」「え」「お」「か」「き」「け」「こ」「さ」「す」「せ」「そ」「た」「ち」「つ」「て」の計17を用いた。

　判断課題実施中，実験者は実験の教示やコンピューターの操作，ならびに被験者の解答の記録を行った。最後に「時間制限あり条件」の際には，問題および選択肢のスライドが提示されてから5秒後に，自動的に画面が切り替わるように設定した。

(3) 結果

　時間制限あり群と時間制限なし群との間で判断課題合計得点の平均値を比較した結果，1％水準で有意差がみられた（t(38)＝13.71，$p < 0.01$）。図5に示すように，時間制限あり群（M＝3.85，SD＝1.96）は，時間制限なし群（M＝10.75，SD＝1.21）よりも判断課題の合計得点の平均が有意に低かった。

　次に，課題ごとの通過率をχ^2検定で比較した。その結果，12問すべてにおいて時間制限あり群は，時間制限なし群よりも通過率が低かった（表1）。

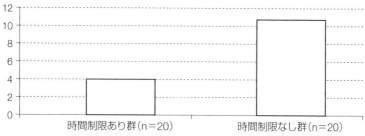

図5 判断課題の合計得点の平均の比較

表1 判断課題の通過率の比較

判断課題	正答者数(%) 実験群 (n=20)	正答者数(%) 統制群 (n=20)	$\chi^2(1)$
問1（同意語）	13(65.00)	20(100.00)	Fisherの直接法, $p<0.01$
問2（同意語）	15(75.00)	20(100.00)	Fisherの直接法, $p<0.05$
問3（図形）	4(20.00)	15(75.00)	12.13**
問4（図形）	5(25.00)	15(75.00)	10.00**
問5（数列）	2(10.00)	18(90.00)	25.60**
問6（数列）	8(40.00)	20(100.00)	17.14**
問7（数列）	8(40.00)	19(95.00)	13.79**
問8（大小比較）	5(25.00)	19(95.00)	20.42**
問9（大小比較）	13(65.00)	20(100.00)	Fisherの直接法, $p<0.01$
問10（推理①）	3(15.00)	19(95.00)	25.86**
問11（推理②）	0(0.00)	18(90.00)	32.73**
問12（推理③）	1(5.00)	12(60.00)	13.79**

** $p<0.01$

(4) 考察

本研究の結果，ワーキングメモリ容量に制限を加えた条件下においては，時間的プレッシャーによって判断課題の成績が低下する可能性が示唆された。今回の研究は，大学生を対象としたアナログ研究ではあるものの，この結果は，ワーキングメモリ低下がしばしば認められる高齢者の意思決定に時間的プレッシャーの有無が影響する可能性を示唆するものと思われる。今後は，実際の高齢者を対象に，今回の実験の追試を行う必要がある。

4. 結論

本研究は，二つの実験を通じて，高齢者の意思決定過程の特徴および意思決定に影響を与える要因を検討した．その結果，以下の点が示唆された．

1. 健康食品の購入場面において，高齢者は製造先の信用性を最も重視して，商品購入の意思決定をする可能性がある．
2. 認知症患者は，同世代の人に比べて，何を基準に意思決定すればよいかが安定せず，場当たり的な意思決定をしやすい．
3. ワーキングメモリの容量が小さい条件下での意思決定は，時間的制約の有無によって左右される可能性がある．

謝辞

本稿は，東京学芸大学カウンセリング専攻の小宮山彩香さんと菅原佐和さんの卒業研究として行われた研究をまとめたものである．データ収集ならびに実験課題の作成，データ分析に当たり，両氏には多大なご協力を得た．心より感謝申し上げる．

引用文献

1. 平山るみ・楠見孝：批判的思考態度が結論導出プロセスに及ぼす影響―証拠評価と結論生成課題を用いての検討．教育心理学研究 52: 186-198, 2004.
2. 菊池聡：問題商法とクリティカルシンキング．子安増生・西村和雄（編）：経済心理学のすすめ，有斐閣，2007，189-213頁．
3. 永岑光恵・原塑・信原幸弘：振り込め詐欺への神経科学からのアプローチ．社会技術研究論文集 6: 177-186, 2009.
4. Zakay D.: Post-decisional confidence and conflict experienced in a choice process. *Acta Psychologica* 58: 75-80, 1985.
5. Orasanu, J. & Connolly T.: The reinvention of decision making. In: Kein G. A., Orasanu J., Calderwood R., & Zsambok C. E. (Eds.): *Decision making in action: Models and methods*, Norwood, NJ: Ablex, 1993, pp. 3-20.
6. Huber O. & Kunz U.: Time pressure in risky decision-making: Effect on risk

defusing. *Psychology Science* 49(4): 415-426, 2007.
7. 木下栄蔵：AHPの理論と実際．日科技連，2000a．
8. 木下栄蔵：入門AHP―決断と合意形成のテクニック．日科技連，2000b．

第13章

高齢者の安全を守る成年後見制度等の活用について

齋藤正彦

1. 成年後見制度の現状

　最高裁判所の統計（最高裁判所事務総局家庭局：成年後見関係事件の概況—平成22年1月から12月まで）[1]によれば，2010年1年間の成年後見等申請件数は，後見類型2万4905件，保佐類型3374件，補助類型1197件，任意後見監督人選任申請602件であった。これを制度発足から1年間の数字と比較すると，総数で3.34倍，後見3.34倍，保佐3.81倍，補助1.93倍，任意後見監督人の選任は22.8倍に上る。これらの申請のうち，本人死亡や取り下げを除くと，大部分が認容されており，現在，成年後見の申請は，ほぼ，全例が申請どおり認められているということになる。この年，審査が行なわれた被後見人等の年齢構成では，60歳以上が，男性で70.2％，女性で88.8％を占めている。

　申請者を比較すると，2000年度には親族が96.5％を占め，市区町村長の申請は0.5％であったが，2010年には親族の割合は，89.7％まで低下し，市区町村長の割合が10.3％まで増加している。これと関連して，申立理由に介護保険申請や，身上監護を挙げるものが増えており，2000年度と2010年の比較では介護保険申請が，2.0％から7.3％，身上監護は15.9％から20.8％に増加している。

　後見人等に選任された人と，被後見人等との関係でも10年間で大きな変化が見られる。親族の割合の漸減と，それと対応する第三者後見人等の漸増である。第三者後見人の割合は，2000年度には5.8％であったが，

2010年には41.4％にまで増大した。第三者後見人等では，弁護士，司法書士，社会福祉士などの専門職が多いが，近年の傾向としては，市民後見人，あるいは，社会貢献型後見人と呼ばれる人々の割合が徐々に増大していることが挙げられる。

　審査手続きに関しても大きな変化が見られる。成年後見人等の審査申請においては，医師の診断書を必要とし，後見，保佐に関しては原則として審査の経過で精神鑑定を行なうものと定められていたが，この鑑定実施率が著しく低下していることである。公表された統計から鑑定実施率を調べると，2007年40％，2008年27.3％，2009年21.4％，2010年17.7％である。筆者の鑑定実績を調べてみても，2006年前後から，家庭裁判所が鑑定を省略する割合が増えている[2]。

　以上，最高裁判所事務側局家庭局による統計から見えてくる状況の中から，本論に関わる事柄として，次の事柄を指摘しておく。第一に，成年後見制度の利用者の多くは高齢者で，したがって，精神障害，知的障害，認知症のうち，最後の認知症による能力低下を原因とする制度利用であるということ，第二に，申請の80％以上を後見類型が占めること，第三に，大部分の申請は，審理の結果認容されているということ，第四に近年，資産が少なく身寄りがいない高齢者で，市区町村長申請によって後見人がつくことが増えていること，第五に，介護保険契約や身上監護を主たる申請の目的に挙げる例が増えていること，第六に，親族以外の第三者後見人の占める割合が40％を超えていること，第七に，家事審判規則に定められている鑑定が，家庭裁判所の裁量によって省略される事例が80％を超えていること，である。

2．精神鑑定，身上監護のあり方に関する家庭裁判所の見解

　1．で紹介した最高裁判所の司法統計に示された鑑定実施率を除くと，成年後見に関する診断書，鑑定書の実情を外部から評価することは実質的には不可能である。診断書がどのような医師によって記載され，その信頼性はどの程度のものかなどについては，司法当局以外に明らかにすること

はできないが，これまでのところ，司法当局からそうした検証がなされたことはない。

　この研究では，家庭裁判所の内部から発表された文書として，東京家庭裁判所によるレポート[3]，東京家裁青木晋判事による論文[4]，横浜家裁坂野征四郎判事による論文[5]を分析の対象として家庭裁判所の姿勢を探ることにする。これらはいずれも，家庭裁判所の担当者による論文であり，担当者以外では触れることができない成年後見に関する診断書，鑑定書等の資料を直接閲覧できる立場にある人々による論述である。

　最も早く出版された 2005 年の東京家裁後見問題研究会による「東京家裁後見センターにおける成年後見制度運用の状況と課題」[3]は，「鑑定や本人調査は欠かせないもの」であり，「後見開始または保佐開始の審判をするには，原則として本人の精神の状況について医師等に鑑定をさせなければならない（家事審判規則 24，30 の 2）」としながら，「明らかにその必要がない場合には鑑定をさせなくてもよいとされる（家事審判規則 24 ただし書，30 の 2）」とし，鑑定を省略できる状況として，「植物状態にある場合は鑑定が不要であることは立法時から説明されていたことであって争いがないが，植物状態の診断基準のうちある 1，2 の要件が欠けている場合に「準植物状態」として鑑定不要とすることが認められるか否かは考え方がわかれる」とする。このレポートでは，鑑定を省略することについて議論がない「植物状態」ではなくとも，これに準ずる状態であれば，鑑定を省略できるのではないかという可能性を示唆するかのような記述がなされ，実際，この後，家庭裁判所の裁量による精神鑑定の省略が拡大していく。

　2008 年の横浜家裁，坂野征四郎判事による「裁判所における鑑定の運用」[5]では，「明らかにその（鑑定の）必要がないと認められる場合とは，立法趣旨によれば，例えば，直近において行なわれた鑑定が利用できたり，本人がいわゆる植物状態（遷延性意識障害）であると医師が判断している場合などである（小林昭彦＝原司：平成 11 年民法一部改正等の解説 75 〜 76）」という原則論を述べるが，「他方，実務においては，鑑定の要否を速やかに判断して，審理手続きを迅速かつ適切に進行させるために，工夫がなさ

れるようになった」として,「植物状態」を拡大解釈することによって,鑑定の省略が可能であるとする。坂野はさらに,「鑑定に関する規定の仕方やその立法趣旨及び鑑定制度の整備等を眺めると,鑑定を省略するのは,本人が植物状態であるなどの狭い場合に限られ,そうでなければ迷わず鑑定をせよ,という趣旨に読み取れる」としながら,実務における実際のケースの中には「はたして手間,時間及び費用をかけて鑑定をする必要があるかといった素朴な疑問のわくケースが少なからず存在する」と書いている。坂野がここで述べる,手間,時間,費用をかけて鑑定をする必要が疑問な事例とは,「単に債務超過の相続財産を放棄するだけ」,あるいは本人はすでに施設にいて「わずかな預貯金の収支管理をするだけ」を目的としている事例,「植物状態には至っていないものの相当重度」の認知症高齢者や,「重い程度の療育手帳の交付を受けている」ような知的障害者である。

東京家裁青木判事による 2011 年の論文[4]は,同年に東京で開催された,法と精神医療学会シンポジウム「成年後見の現状と課題―能力の定義と評価について」における,青木判事の発言のまとめである。この中で,青木は,「成年後見制度の普及や定着に合わせ,定型診断書様式の工夫や,診断書作成の手引きの作成,診断医への周知等により,裁判所にとって分かりやすい診断書が提出されることが増え,診断書の記載自体からも精度がより高い判断が可能となってきているだけでなく,このような診断書の他に,申立人が作成した事情説明書に記載された本人の現在の状態に関する記載内容や受理面接による事情聴取の結果,さらには他の親族に対する意見照会の結果等を総合して,本人の能力を判断し,なお判断に迷う余地がある場合には鑑定を実施するというのが現在の運用の実情である」とし,先の坂野の主張をさらに進めて,家庭裁判所が必要と認めた時のみ,鑑定をするのだと主張しているかに見える。青木はこれに続けて,「後見相当の類型において,本人の精神状況について明らかに鑑定の必要がないと判断される場合には,本人からは有意な陳述聴取もできないと判断されるのが一般的であるので,そのような場合には,本人調査も実施しないことが多くなる」とする。

以上，三つのレポートに共通するのは，手続きを簡略化することによって，審査を迅速化しようとする意図である。診断書や申請した親族の陳述の信頼性については，家庭裁判所調査官や審判を行なう判事の分析力のみが担保である。しかし，こうした方法では，診断書と，申請者の陳述に矛盾がある場合以外，鑑定や本人面接の必要性が浮かび上がらない。青木は，上記のシンポジウムの席で，「診断書の作成は，専門医である必要はなく，むしろ，かかりつけの非専門医の方が，迅速に作成してくれる」と述べ，非専門医による診断書の信頼性については家庭裁判所の調査によって明らかだとする。しかしながら，その根拠は示されず，第三者がこれを検証することは不可能である。

　成年後見制度は，障害者の基本的人権を制限することによって，本人を守る制度である。法律家による上記三つのレポートは，こうした側面に注意がはらわれていない。坂野がいう，「単に債務超過の相続財産を放棄するだけ」，あるいは本人はすでに施設にいて「わずかな預貯金の収支管理をするだけ」を目的としている事例であっても，鑑定も本人面接も省略した家裁の調査のみで，憲法が保障する基本的人権を制限されてよいものだろうか。いったん，後見相当の審判が下り，後見人が選任されてしまえば，被後見人がそれに不服を述べたり，法に訴えて権利の回復を図ったりすることは極めて困難である。すでに施設に入ってわずかな預貯金しかない高齢者であれば，権利の回復はほとんど不可能に近い。しかも，後に述べるとおり，それが重大な人権侵害に至る可能性は決して小さくない。

　成年後見人の身上監護義務について，東京家裁後見問題研究会のレポートは，「その権利義務は，身上監護に関する一身専属的な事項を除くあらゆる事項，具体的には①介護・生活維持に関する事項，②住居の確保に関する事項，③施設の入退所，処遇の監視・異議申し立て等に関する事項，④医療に関する事項，⑤教育・リハビリに関する事項についての法律行為（これに当然伴う事実行為を含む）を含むと解されている」とする。さらに，医療行為に関する決定権・同意権については，人の身体への侵襲については他人は承諾（同意）権限を有しないと，立法時からの法務当局の立場を

踏襲し，次のように総括している。すなわち，「成年後見人の身上監護権には医療契約の締結が含まれるが，一方後見人の権限は，契約等の法律行為に限られ，身体に対する強制を伴う事項（健康診断の受診・入院・施設入所・介護・教育・リハビリの各強制）を含まないし，法律行為であっても，一身専属的な事項（例えば臓器移植の同意等）を含まない（成年後見制度の改正に関する要綱試案補足説明第二部第二の2イ，エ）。つまり，契約の締結をしても，成年被後見人がこれに従わない場合には，強制的に手術・入院・入所等をさせることはできないし，成年被後見人だけが決定・同意できる事項には成年後見人の権限は及ばない」という。

3．成年後見人による横領事件など

　2012年2月26日，NHKニュースは，成年後見人による被後見人の財産横領事件が，最近の16か月間におよそ37億円に上ることが最高裁判所の調査で判明したと報じている。最高裁判所によれば，2010年6月〜2011年9月までの16か月の間に，成年後見人による横領事件の報告が314件あり，被害総額は，36億9800万円に上るという。このうち306件は，親族が成年後見人となっていたケースで，1件の被害額が2億円に上るものもあった。被害はとくに2011年に入ってから急増し，月平均の被害額はおよそ3億円に達しているという。

　成年後見，横領の2語をキーワードとして朝日新聞記事データベース[6]によって検索すると，2000年1月1日〜2012年4月末までの間に，195件の記事が検索される。2005年までは1年間で5件未満であるが，2006年以降急増し，2006年21件，2007年18件，2008年20件，2009年26件，2010年30件，2011年51件，2012年には4か月ですでに12件を数えている。同じ事件について複数の記事が書かれることがあるので，検索記事の数は事件の数を上回っているが，後見人による被後見人の財産横領事件が決して珍しいものではないということは明らかな事実である。報道が急増する直前の2005年には，孫の未成年後見人であった祖母らによる財産横領が刑事告発された。この裁判では福島地裁が親族相盗を認めなかった

が，被告である祖母らは刑の減免を求めて控訴し，最終的には，2008年に至り最高裁判所が祖母らの主張を退け，成年後見人という公的な機関として機能する親族の行為に対しては，親族相盗による訴追の免除，刑の減免は適応されないという判断を下して結審した。この判決後，親族後見人の横領に対する実刑判決が相次いでいる。

報道された事件の中には，家裁の後見人選任に問題がある事例も少なくない。借金の穴埋めをすることを目的に叔母夫妻の成年後見人になり，預貯金約4000万円を横領したとして実刑判決を受けた男は，後見人選任に際し家裁の職員に内妻の通帳を見せて十分な資産があるように偽装していた（2004年さいたま地裁）。このほか，家庭裁判所が十分な審査をしないで，知的障害のある姪を成年後見人に選任したために財産を横領されたとして国の責任を問うた事件（2010年広島地裁），熊本県内で認知症の叔母の口座から勝手に金を引き出し，熊本家裁玉名支部で後見人不適格とされていた男が，叔母の住所を福岡県に移して成年後見の申請をし，福岡家裁久留米支部で後見人に指名され，横領を働いた事件（2007年福岡地裁）等がある。

NHKが報じた最高裁判所の調査にあるように，成年後見人による横領事件314件中306件（97.5％）が親族後見人による，といっても，第三者後見人であれば安心であるということにはならない。多くの事例で第三者が異常に気づいて公的機関が介入するか，成年後見人による資産管理に関する報告書の不備や矛盾から家庭裁判所が異常に気づくかによって事件が発覚している。そうであるなら，報告書の作成に習熟した専門職後見人であれば，事件の発覚は困難である。朝日新聞の記事によれば，弁護士など専門家による横領事件も後を絶たない（2011年名古屋地裁判決等）。

4．不適切な身上監護義務の乱用

成年後見制度の悪用は，資産の横領に留まらない。2．に示したとおり，東京家裁後見問題研究会は，成年後見人の権限は，身体に対する強制を伴う事項（健康診断の受診・入院・施設入所・介護・教育・リハビリの各強制）を含まないし，法律行為であっても，一身専属的な事項（例えば臓器移植

の同意等）を含まない（成年後見制度の改正に関する要綱試案補足説明第二部第二の2イ，エ）。つまり，契約の締結をしても，成年被後見人がこれに従わない場合には，強制的に手術・入院・入所等をさせることはできないし，成年被後見人だけが決定・同意できる事項には成年後見人の権限は及ばないとしている。しかしながら，現実には，介護型有料老人ホームなどでは，支払い責任者である後見人が依頼すれば，本人が拒否する認知症患者の入居を認め，外出を制限したり，後見人が認めない親族との面会を拒んだりすることは日常的に行なわれており，いったん，後見人として代理権をもってしまえば，居所指定を含む強大な権限を被後見人の上に及ぼすことが可能である。ここでは，被後見人が後見人によって意図しない施設に入居させられたうえ，他の親族との連絡を絶たれた自験例について報告しておく。本人の同定につながる具体的な情報は改変してある。

［事例A］女性
①背景

　AはX年に86歳であった女性，高等女学校を卒業し，結婚して1男，2女があるがそれぞれ結婚して家庭をもっている。X-2年7月夫と死別後，X-1年夏までは一人暮らしをしていた。Aの長女と長男の間に資産をめぐる争いが絶えず，X-2年3月，長女が成年後見人となり，有料老人ホームと契約，本人を入居させ，他の子どもたちとの接触を絶った。このため，X年，同胞の間で相続財産保全に関する裁判が起こり，筆者は，2年前にさかのぼってAの精神鑑定を行うことになった。長女は，成年後見人として有料老人ホームに母親を入居させたことを認めたものの，その場所を明かさず，鑑定に際して本人の診察は実施できなかった。

　この鑑定の際，評価の対象となったのがB医師による成年後見診断書である。この診断書を基に，家庭裁判所は，鑑定，本人面接を省略して長女の申し立てどおり，申請を認容する審判を下し，長女をAの後見人とした。

②成年後見申請前後の状況

　AはX-3年2月,夫,長女と海外旅行中ホテルで大腿骨頚部を骨折し,現地の病院に入院して手術を受けた。ツアー旅行であったため,夫,長女は先に帰国,Aは1人で1か月間のリハビリを行ない,夫の出迎えを受けて帰国,そのまま,C病院に2か月入院してリハビリを続け,ほぼ受傷前の運動機能を回復して退院した。B医師はこの時の主治医である整形外科医である。Aは退院後,C病院外来に通院してB医師の診察を受けていたが,X-2年8月7日の外来で,診療を終了している。

　X-2年7月に夫が死亡,一人暮らしとなった。この後,長男,長女が頻繁にA宅を訪れるようになる。2人はそれぞれにAから経済的な援助を引き出しつつ,相手が得た援助に対しては非難を続けた。X-1年,長女が成年後見に関する審判を申し立て,3月13日,B医師が下記のような成年後見制度利用のための診断書を作成した。

診断：認知症
所見：X-5年頃より記銘力障害を中心とする認知症発症。その後記銘
　　　力,見当識障害等徐々に進行,中等度の認知症と考えられる
判断能力に関する意見：自己の財産を管理・処分することができない
　（後見相当）
見当識障害：高度
他人との意思疎通：できないことが多い
社会的手続きや公共施設の利用：できない
記憶障害：顕著
脳の萎縮または損傷：萎縮または損傷が著しい
各種検査：X-3年6月　MMSE＝20点　その後は施行していない

　C病院に残されたB医師によるAの診察記録は,X-2年8月7日の外来診療におけるものが最後で,X-1年3月13日の診断書作成に際し,Aの精神機能を評価するための診察が行なわれた記録はない。

一方，Aは日記風のノートを残しており，このノートのX-1年3月14日の記載に，午後7時30分，B医師からの電話を受けたという下記のような記載がある。

　「3/14日（土）pm7.30　B先生より突然電話がありびっくりした。施設に入った方がよいとのことかと思いました。D子（長女）の連絡方法を聞かれた。D子からどういうことをきかれたのか？　B先生は私の頭が混乱していると考えているのかもしれません。妹の死，夫の死等，色々なことがありました。」

　この日時は，B医師が先にふれた成年後見用診断書を作成した翌日である。上記のメモは曜日の記載に誤りがなく，B医師の電話の用件もおおむね記憶され，正しく認識されている。Aによるノートの最後は，X-1年3月20日，有料老人ホームに入居させられる日である。

　「3月20日雨模様　お彼岸中日　ショウトステイか？　E（長男）には知らせるなとのこと。私は一体どうなるか心配。朝，D子より電話，昼頃迎えに来てくれるとのこと。」

とある。これらのメモから明らかなように，この時点で，Aの記憶障害や見当識障害は決して重度といえるほどのものではなかった。B医師は，一人暮らしのAに電話をしてD子の連絡先を確認しているのだから，成年後見用診断書に見られる，「他人との意思疎通はできないことが多い」というのは明らかに虚偽である。このほかにも，X-1年3月13日付成年後見制度利用に関する診断書の記載と，A自身によるノートの記載，B医師の行動やその他の診断書の間には多くの矛盾があり，B医師の診断の根拠を確認するに足る医学的根拠は存在しない。東京家庭裁判所は，Aについて，精神鑑定も本人調査も省略して後見相当と判断し，経済的な争いをしていた同胞の一人を申し立てどおり，成年後見人に任命し

ている。

③事例の問題点

　この事例の第一の問題点は，家庭裁判所が，大腿骨頚部骨折後のリハビリテーションを担当した整形外科医に診断書を書かせたことである。Ｂ医師は，十分な診察，評価もしないまま診断書を記載した可能性が高く，そもそも，成年後見診断書の重大性を認識していなかった可能性が高い。認知症というのは，病名ではなく病態の名前に過ぎないから，専門医であれば，成年後見用診断書に「認知症」という診断名を用いることはない。家庭裁判所が家事審判規則に規定されたとおり，鑑定を行なっていれば，Ｂ医師の診断書の不正確さがただされた可能性が高いが，家庭裁判所はそれをしなかった。

　第二の問題点は，Ｂ医師が意図的に事実と異なる診断書を書いた可能性が否定できないことである。この点についても，家庭裁判所が規則どおり，本人の面接を行なっていれば，診断書と本人の状態像が一致しないことに気づいたはずである。この点でも，家庭裁判所は致命的な失敗をした。

　第三の問題点は，後見人Ｄ子による有料老人ホームの入居契約である。Ａのノートを見れば，入居当日までＡは，自宅を離れて施設に入居することを知らされていなかったと考えられ，その後，Ｄ子以外の子どもたちとはまったく連絡を絶たれている。後見人には被後見人に対する身上配慮義務があるが，本人の意思に反して居所を指定し，親族や知人との交流を制限することは，明らかに成年後見人の権限を逸脱している。しかしながら，介護型有料老人ホームだけでなく，介護保険施設においても，こうした，被後見人の意思を無視した後見人による入居契約が一般的に行なわれており，施設側も，契約者である後見人等の意思を尊重して被後見人の行動を制限し，交流を制限することに，ほとんど罪悪感をもっていない。

5. 考察・結論

　繰り返しになるが，最高裁判所の統計からは，次のような特徴を確認した。第一に，成年後見制度の利用者の多くは高齢者で，したがって，精神障害，知的障害，認知症のうち，最後の認知症による能力低下を原因とする制度利用であるということ，第二に，申請の80％以上を後見類型が占めること，第三に，大部分の申請は，審理の結果認容されているということ，第四に近年，資産が少なく身寄りがいない高齢者で，市区町村長申請によって後見人がつくことが増えていること，第五に，介護保険契約や身上監護を主たる申請の目的に挙げる例が増えていること，第六に，親族以外の第三者後見人の占める割合が40％を超えていること，第七に，家事審判規則に定められている鑑定が，家庭裁判所の裁量によって省略される事例が80％を超えていることである。

　東京家裁，横浜家裁の判事らによるレポートを分析すると，家庭裁判所は，精神鑑定，本人面接を原則として行なうべきであるという家事審判規則に明示された立法時の方針を承知の上で，審理の簡素化，迅速化を目的とし，裁判所の裁量でこうした手続きを省略しており，今後もその傾向は強まるであろうということが明らかになった。現在，鑑定実施率は20％に満たない。家裁判事らの見解では，当初から鑑定不要が認められていた，植物状態を拡大解釈し，準植物状態なるものを想定する論調もあるが，これらの議論は，意識障害である植物状態を恣意的に拡大解釈して，意識清明で認知機能の障害が重い認知症高齢者や発達障害者を，「準植物状態」とするなど，医学的な見地からは了解不能な議論である。一方，身上監護義務については，立法時の建前を守って，施設入居や入院の契約はできるが，強制はできないとの立場を保っているにもかかわらず，現実に，市区町村長申請で就任した後見人が，本人に代わって，居所指定にほかならない施設入居契約等を結んでいることについてはまったく配慮していない。

　新聞の報道を見ると，親族後見人，職業後見人による被後見人の財産横領事件は後を絶たない。とくに，2006年以降報道の件数が激増している。これらの事件の中には，家庭裁判所が鑑定，本人調査を規定どおり行なっ

ていれば未然に防ぐことのできた事例も少なくない。自験例からは，成年後見人が被後見人の意思に反して施設入居を強制した事例を挙げたが，この事例でも，鑑定，本人面接は省略されており，これが行なわれていれば被鑑定人の幽閉という事件には至らなかったものと考えられる。

　家庭裁判所の調査官，判事等のマンパワーは質量ともに必要を満たしておらず，成年後見人による被後見人の虐待，横領事件は後を絶たない。成年後見制度が，被後見人の基本的人権を制限することによって，その人の資産を保護する制度であることに鑑み，より慎重な運用が必要である。本人の面接，鑑定の規則どおりの実施は，不適切な成年後見人を除外するという機能も含めて非常に重要であると考えられる。

　身上監護義務と，身上監護権を混同した運用による，本人の行動制限，居所指定に類する事柄については分析対象となる事例のデータベースが存在せず，自験例の事例検討にとどまった。市区町村長申請事件の詳細，身上監護義務と身上監護権の関係等については，定量的な分析を可能とするだけのデータベースを作成し，問題点を明らかにする必要があると判断された。

資料・文献

1. 最高裁判所ホームページ：成年後見関係事件の概況．http://www.courts.go.jp/about/siryo/kouken/index.html．
2. 斎藤正彦：成年後見鑑定の現状と課題．法と精神医療 26：65-75，2011．
3. 東京家裁後見問題研究会：東京家裁後見センターにおける成年後見制度運用の状況と課題．判例タイムズ 1165（臨時増刊），2005．
4. 青木晋：家庭裁判所における成年後見等開始の審判実務—現状と課題．法と精神医療 26：105-115，2011．
5. 坂野征四郎：裁判所における鑑定の運用．実践成年後見 25：22-30，2008．
6. 朝日新聞記事データベース（2000～2012年）

第14章

認知症高齢者の終末期医療と法律
延命医療の不開始・中止をめぐって

町野 朔

1. パラダイムの転換

(1) 認知症高齢者の終末期医療

　終末期医療も医療であり，病者の病状に応じて，本人の意向に沿って行われなければならない。日本医師会の生命倫理懇談会が強調するように，終末期を迎えた高齢者についてもこの原則に変わりはない[1]。最近では日本医師会の ACP に関するリーフレット[2]も引用する Lynn 等[3]によると，高齢者の病気が持続的に進行し死に至る軌跡にも，①突然死以外に，②がんなど「短期間に顕著な衰弱をたどる」もの，③心肺不全などによる「間欠的病状の発現を伴う長期間の能力低下」，④衰弱と認知症による「長期低落」がある。それぞれの軌跡には，それに対応した医療・ケアが存在し，④の病者，すなわち認知症高齢者には，自宅での車椅子での食事，ヘルパーによる介護，その後での長期療養施設内でのケアがプライオリティを有する医療・介護が適合する。

　日本老年医学会の「立場表明 2012」[4]も，「高齢者の特性に配慮した，過少でも過剰でもない適切な医療，および残された期間の生活の質（QOL）を大切にする医療およびケアが『最善の医療およびケア』である」という。だが，認知症高齢者が終末期にさしかかり，以上のような医療・介護の対象でなくなったときには，どのような医療が適切なのだろうか。彼の生命を維持し続けることが適切な医療なのか。彼に蘇生措置を採らない行為，装着した人工呼吸器を取り外す行為，AHN（artificial hydration and nutrition, 人工的水分・栄養補給法）の不開始・停止は医療の範囲なのだろうか。

　本章は，認知症高齢者への延命措置の不開始・中止を念頭に置きながら，行為の適法性を医療の問題として考察しようとするものである。そのためには，背景にある法律論の変遷を見なければならない。

(2) 終末期医療と殺人罪

　終末期にある病者の生命を短縮することによってその苦しみを取り除く行為が殺人（刑法199条。本人の承諾があるときには同202条）として処罰されることがないかは，古くから「安楽死」（注射などの積極的行為によるときには「積極的安楽死」と呼ばれる）として議論されてきた。以上のような延命医療の不開始・中止も刑法的に見ると患者の死期を早める殺人行為であるから，法律家はそれを安楽死と区別して「尊厳死」「自然死」の問題と考えながらも，その適法性を安楽死論の延長線上で議論してきた。

　表1は，この関係の刑事裁判例の一覧である。このうち⑦〜⑨の事案が医療の中止を含むものである。

　刑法上の議論は，殺害行為が配偶者や子などの家族による殺害行為（表1①〜⑥・⑧）と，医療関係者の行為（表1⑤・⑨）によるものとを区別することなく，その行為の合法性を議論してきた。しかし近時には，冒頭で述べたように，医療として許される範囲は何かから，その合法性を議論する。そのために，医療の中止・不開始も，医療関係者によって行われることが前提とされることになる。もちろん，このようなパラダイムの転換があったとしても問題がいっぺんに解決されたわけではないし，結論がこれまでと劇的に変わるなどということもない。しかし，このような議論の仕方は，生命の維持だけが医療だという旧来の考え方に対して，病者の利益であれば生命の短縮を招く行為も医療の範囲でありうることを前提とするものであり，延命医療の不開始・中止の合法性の判断を，良き医療のプラクティス，すなわち法律家のいう「医療水準」によって判断することを可能とするものである。

表1　安楽死判例

裁判所・裁判年月日・判例集	事案	罪名(罰条)・量刑
① 東京地判昭和25年4月14日裁時58号4号	脳溢血で全身不随の母(56歳)の求めに応じて、その息子が青酸カリを飲ませて殺害。	嘱託殺人(刑法202条後段)・懲役1年、執行猶予2年
② 名古屋高判昭和37年12月22日高刑集15巻9号674頁	脳溢血で全身不随の父(52歳)に、その息子が有機燐殺虫剤を牛乳に入れて飲ませて殺害。	嘱託殺人(刑法202条後段)・懲役1年、執行猶予3年
③ 鹿児島地判昭和50年10月1日判時808号112頁	肺結核・自律神経失調症等を患い全身の疼痛に苦悶していた妻(50歳)に哀願され、夫がタオル、ロープを用いて絞殺。	嘱託殺人(刑法202条後段)・懲役1年、執行猶予3年
④ 神戸地判昭和50年10月16日判時808号112頁	高血圧で倒れ半身不随の母親(67歳)が発作に苦しむので、長男が、就寝中の母親を電気コタツのコードで絞殺。	殺人(刑法199条)・懲役3年、執行猶予4年
⑤ 大阪地判昭和52年11月30日判時879号158頁	末期胃がんで入院中の妻(65歳)。医師はあと1週間くらいだから我慢するようにという。自殺を図った妻の依頼に応じて刺身包丁で刺殺。	嘱託殺人(刑法202条後段)・懲役1年、執行猶予2年
⑥ 高知地判平成2年9月17日判時1363号160頁	骨髄肉腫の妻(年齢は明らかでない)がカミソリ自殺を図ったが死にきれず、その依頼に応じて、夫が絞殺。	嘱託殺人(刑法202条後段)・懲役3年、執行猶予1年
⑦ 横浜地判平成7年3月28日判時1530号28頁(東海大学病院事件)	多発性骨髄腫で末期状態の患者(58歳)に、担当医が、その妻・長男の求めに応じ、ワソラン、次いでＣＬを注射し、心停止により死亡させた。	殺人(刑法199条)・懲役2年、執行猶予2年
⑧ 横浜地判平成17年2月14日判例集未登載(相模原事件)	自宅療養中のＡＬＳ患者(40歳)の承諾を得て、その母親が人工呼吸器のスイッチを切り、窒息死させた。安楽死として合法であるとの主張はなされなかった。	嘱託殺人(刑法202条後段)・懲役3年、執行猶予5年
⑨ 最決平21年12月7日刑集6巻11号1899頁(川崎協同病院事件)	医師が、気管支喘息の重積発作により低酸素性脳損傷となった患者(58歳)から、気管内チューブを抜管し、情を知らない看護婦に、筋弛緩剤を静脈注射させて窒息死させた。	原審[東京高裁]の殺人(刑法199条)・懲役1年6月、執行猶予3年が確定

2.「病院で死ぬ」ということ

(1) 安楽死を行う医師：東海大学病院事件の衝撃

　現在の日本では病院で死を迎える人がほとんどである。厚生労働省の統計によると，1951年には自宅で死亡する人が82.5％，病院で死ぬ人が9.1％であったのに，2010年には，それぞれ12.6％，77.9％となっていて，ほぼ逆転している（表2）。

　「病院で死ぬ」ということは，医療スタッフの関与のもとで死を迎えるということである。1991年に発生した「東海大学病院事件」（表1の⑦）

表2　死亡の場所別にみた死亡数・構成割合の年次推移

年次		総数	病院	診療所	介護老人保健施設	助産所	老人ホーム	自宅	その他
		死亡数							
1951	昭和26年	838,998	75,944	21,511	・	261	・	691,901	49,381
55	30	693,523	85,086	21,646	・	402	・	533,098	53,291
60	35	706,599	128,306	25,941	・	791	・	499,406	52,155
65	40	700,438	172,091	27,477	・	774	・	455,081	45,015
70	45	712,962	234,915	31,949	・	428	・	403,870	41,800
75	50	702,275	293,352	34,556	・	193	・	334,980	39,194
80	55	722,801	376,838	35,102	・	30	・	274,966	35,865
85	60	752,283	473,691	32,353	・	10	・	212,763	33,466
90	平成2年	820,305	587,438	27,968	351	2	・	177,657	26,889
95	7	922,139	682,943	27,555	2,080	2	14,256	168,756	26,547
2000	12	961,653	751,581	27,087	4,818	2	17,807	133,534	26,824
05	17	1,083,796	864,338	28,581	7,346	3	23,278	132,702	27,548
08	20	1,142,407	897,814	28,946	10,921	-	33,128	144,771	26,827
09	21	1,141,865	895,356	27,802	12,600	2	36,814	141,955	27,336
10	22	1,197,012	931,905	28,869	15,651	1	42,099	150,783	27,704
		構成割合（％）							
1951	昭和26年	100.0	9.1	2.6	・	0.0	・	82.5	5.9
55	30	100.0	12.3	3.1	・	0.1	・	76.9	7.7
60	35	100.0	18.2	3.7	・	0.1	・	70.7	7.4
65	40	100.0	24.6	3.9	・	0.1	・	65.0	6.4
70	45	100.0	32.9	4.5	・	0.1	・	56.6	5.9
75	50	100.0	41.8	4.9	・	0.0	・	47.7	5.6
80	55	100.0	52.1	4.9	・	0.0	・	38.0	5.0
85	60	100.0	63.0	4.3	・	0.0	・	28.3	4.4
90	平成2年	100.0	71.6	3.4	0.0	0.0	・	21.7	3.3
95	7	100.0	74.1	3.0	0.2	0.0	1.5	18.3	2.9
2000	12	100.0	78.2	2.8	0.5	0.0	1.9	13.9	2.8
05	17	100.0	79.8	2.6	0.7	0.0	2.1	12.2	2.5
08	20	100.0	78.6	2.5	1.0	-	2.9	12.7	2.3
09	21	100.0	78.4	2.4	1.1	0.0	3.2	12.4	2.4
10	22	100.0	77.9	2.4	1.3	0.0	3.5	12.6	2.3

注）平成2年までは，老人ホームでの死亡は自宅またはその他に含まれている。
出典：人口動態統計年報　主要統計表（最新データ，年次推移）

はこのことを象徴するものであった。横浜地方裁判所[5]が認定した殺人罪（刑法 199 条）に該当する「罪となるべき事実」は，次のとおりであった。

　1984 年に医師免許を取得し，東海大学付属病院において内科医として勤務していた被告人は，「多発性骨髄腫で入院していた A（当時 58 歳）に対し，患者がすでに末期状態にあり死が迫っていたものの，苦しそうな呼吸をしている様子を見た長男から，その苦しそうな状態から解放してやるためすぐに息を引き取らせるようにしてほしいと強く要請されて，患者に息を引き取らせることを決意し，殺意をもって，徐脈，一過性心停止等の副作用のある不整脈治療剤である塩酸ベラパミル製剤（商品名「ワソラン」注射液）の通常の 2 倍の使用量に当たる 2 アンプル 4 ミリリットルを患者の左腕に静脈注射をし，患者の脈拍等に変化もみられなかったことから，続いて，心臓伝導障害の副作用があり，希釈しないで使用すれば心停止を引き起こす作用のある塩化カリウム製剤（商品名「KCL」注射液）の 1 アンプル 20 ミリリットルを，希釈することなく患者の左に静脈注射をし，途中患者の心電図モニターに異常を発見した B 看護師〔現在の名称。以下，東海大学事件に関して，当時の「看護婦」をこのように表記した〕が，心電図モニターを病室に運んで来て，『心室細動が出ています。』と声を掛けたが，そのまま注射を続けて打ち終え，まもなく心電図モニターで心停止するのを確認し，心音や脈拍，瞳孔等を調べて，長男に『ご臨終です。』と告げ，よって，同日〔1991 年 4 月 13 日〕午後 8 時 46 分ころ，右病室〔東海大学医学部付属病院の本館 6 階 6B 病棟 14 号室〕において，患者を急性高カリウム血症に基づく心停止により死亡させた。」

　裁判所は被告人に懲役 2 年，執行猶予 2 年の有罪判決を言い渡し，検察官，被告人のいずれも控訴せず，この判決は確定した。この事件の前には，安楽死の合法性は措くとしても，医師が安楽死をさせることなど，手塚治虫の漫画『ブラック・ジャック』に登場するドクター・キリコは別として，

日本ではありえないと考えられていた。実際にも表1⑤の事件では、医師は被殺者の夫からの安楽死の依頼を断っている。法律家たちには、東海大学病院事件は衝撃であった。

(2) 延命医療を中止する医師

東海大学病院事件では、「罪となるべき事実」のあった前日に、これも患者Aの長男ら家族からの強い要請のもとで、次の四つの行為が行われていた。これらの行為にもかかわらずAが死亡しなかったために、ワソラン注射・KCL注射という「罪となるべき事実」が行われたのである。「病院で死ぬ」病者とその周囲の医療者・家族の思いと行いを描写したものとしても意味があると思われるので、少々長くなるが横浜地裁の認定したところを引用する。

①フォーリーカテーテル・点滴の撤去

午前11時ころ、……被告人に、2人〔Aの長男と妻〕は、「点滴やフォーリーカテーテルを抜いてほしい。もうやるだけのことはやったので早く家に連れて帰りたい。これ以上父の苦しむ姿を見ていられないので、苦しみから解放させてやりたい。楽にしてやってほしい、十分考えた上でのことですから。」と強く要請した。被告人はそれに対し、点滴をやめるのは、栄養や水分の補給等をやめて患者の死期を早めることにつながるため、「そんなことはできません。医師として最後まで頑張るつもりです。」と説得したが、2人はなおも、「家族としてこれ以上見ておれない。私たちも疲れたし、患者もみんな分かっているのです。もうやるだけのことはやったので、早く家に連れて帰りたい。楽にしてやって下さい。」と迫り、被告人が、「治療をやめてくれというのは、患者の命を自由にすることであり、勝手すぎるのではないか。医師としては最後まで頑張らなければならない。」と説得しても、2人は、「もう十分考え話し合って決めたことですから、早く家に連れて帰りたい。これ以上辛くて見ていられない。楽にしてやって下さい。」

と言い張り，一向に被告人の説得を聞き入れようとはしなかった。……被告人は，医者としての使命を思う考えと家族の熱心な気持ちを思う考えとの間であれこれ悩んだ末，患者の意思に考えを及ぼさないではなかったものの，ともかく家族の強い希望があることからそれを入れて，患者の嫌がっているという点滴やフォーリーカテーテルを外すなど治療を中止し，患者が自然の死を迎えられるようにしてやり，そのため患者の死期が多少早まってもよいのではないかと決意するに至り，家族に「分かりました。」と返事した。……被告人は，午前11時20分ころC看護師に，「Aさんの治療を全て中止する。点滴とフォーリーカテーテルを抜去し，痰引などもしなくてよい。」旨治療の全面的中止を指示し，与薬指示事項表に治療を全面的に中止する旨書き込み，看護師のリーダーであるD看護師にも，患者の治療を全て中止するので，点滴，フォーリーカテーテルを抜去し，除痰などもしないように指示した。C看護師は，午後零時ころフォーリーカテーテルを，同零時半ころ点滴をそれぞれ患者から外した。

②エアウェイの撤去

　午後5時半ころ，被告人は患者に呼ばれて病室に行くと，長男は，「苦しそうなのでエアウェイを取ってほしい。」と頼み，被告人が，エアウェイを外すと気道が舌で塞がれ呼吸ができなくなるおそれがあるため，「そんなことはできない。舌が下がって呼吸ができなくなるおそれがある。」と説明したが，長男はなおも，「とにかく見ているのがつらい。苦しそうな呼吸をしているので楽にして下さい。エアウェイを取って下さい。」と，エアウェイを外してくれるよう頼むのであった。長男のそうした依頼を聞いて，被告人は，長男は患者が死ぬことがあってもかまわないと思っているものと考え，すでに家族の希望を入れて治療を中止しているので，同じように希望するのならそれを受け入れてやろうと思い，午後5時45分ころ患者からエアウェイを外してやった。

③ホリゾンの注射

　午後6時過ぎころ，被告人が病室に行くと，長男は，「いびきを聞いているのがつらい，苦しそうで見ているのがつらい。楽にしてやって下さい。早く家に連れて帰りたいのです。」と頼んだ。被告人は，医師として積極的に患者の死期を早めるようなことはできないので，「いびきをしているということは生きているということであり，そんなことはできないです。」と強い調子で言ったが，長男は，「いびきを聞いているのがつらい。楽にしてやって下さい。早く家に連れて帰りたいのです。」と強く言い張り，被告人の説得を一向に聞こうとしなかった。そのため，被告人は，……ともかく深い呼吸を抑えていびきをできるだけ小さくしてやろうと思い，長男に「分かりました。」と答えた。それから被告人は，ナースステーションに戻り，どんな薬がいびきをかくような深い呼吸を抑えることができるかを考えて，鎮静剤で呼吸抑制の副作用があるホリゾンを使用することとし，死期を早める影響があるかもしれないがいびきを抑えるため通常の2倍の量を使うことにして，B看護師にホリゾン2アンプル（4ミリリットル）を用意させた。そして，被告人は，午後6時15分ころ病室において，患者の左腕にホリゾン2アンプル分を，通常2分間以上の時間を掛けてゆっくり注射するところを，約20秒ほどの時間で静脈注射をした。

④セレネースの注射

　午後7時少し前ころ，被告人が病室へ行くと，長男は強い口調で，「いびきが止まらない。早く家に連れて帰りたい。」と言ったので，被告人は，患者の呼吸が浅くならずいびきも軽くならなかったため，長男が再び早く息を引きとるようにしてほしいと要望してきたことが分かったものの，これ以上呼吸抑制の副作用のある薬を使用すれば，呼吸停止を引き起こさせてしまうと思い，それ以上薬を使わないで済まそうと長男を説得した。しかし，長男は説得を聞き入れようとしないため，被告人は，再び呼吸を抑制していびきを小さくする薬を使用して，長男の早く息を引き取るようにしてほしいとの要望をもう一度逸らす

こととした。そこで，被告人は，ナースステーションに戻り，ホリゾンと同じような呼吸抑制の副作用のある抗精神病薬であるセレネースを注射することとし，ホリゾンの場合よりもなお死期を早める影響があるかもしれないが，いびきを抑えるため通常の2倍の量を使用することとし，自分でセレネース2アンプル分（2ミリリットル）を注射器に入れて用意し，午後7時ころ病室で，患者の左腕に約10秒くらいで静脈注射をした。

(3) 終末期医療への刑事司法の介入：横浜地裁判決傍論と終末期医療ガイドライン

上記①②は「無意味」と考えられる延命医療の中止であり，「尊厳死」「自然死」と呼ばれてきた行為である。③④は病者の苦痛を緩和させるための行為で付随的に死期の短縮を伴うものであり，古くから「間接的安楽死」と呼ばれてきたものである。日本では，以上のような行為が起訴されたことはなかったのであり，東海大学病院事件においてもそうであった。おそらくは，検察官も①～④は医療の裁量に属する問題であり，あえて刑事訴追をすべきものではないと考えていたのだろう。

しかし，横浜地裁は，敢然と起訴されていない被告人の①～④の行為の違法性を論じ，これらの行為を要請した病者Aの家族の意思表示は，Aの病状を正確に理解した上でなされたものといえず，その意味で本人Aの意思を推定させるものではないとしてすべて違法とした[6]。これは，被告人のこれらの行為も殺人なのに検察官はなぜ起訴しなかったのか，といっているのに等しいのであり，終末期医療への法的介入のあり方にとっては，医師の積極的安楽死行為を殺人と断じたことより，実ははるかに大きな意味をもつものであった。

この横浜地裁の判決（1995年）から10年近く経って，脳死と判断された患者から装着された人工呼吸器を撤去した道立羽幌病院事件（2004年2月14日），意識のない回復不能と判断された入院患者複数名から人工呼吸器を撤去したという射水市民病院事件（2006年3月25日報道）が起こり，

表3　終末期医療ガイドライン

	公表者	ガイドライン名	公表年月
①	厚生労働省	a) 終末期医療の決定プロセスに関するガイドライン	2007年5月
		b) 人生の最終段階における医療の決定プロセスに関するガイドライン(「終末期医療」を「人生の最終段階における医療」に変更)	2015年3月
		c) 人生の最終段階における医療・ケアの決定プロセスに関するガイドライン〔改訂平成30年3月〕(「医療」を「医療・ケア」とした)	2018年3月
②	日本救急医学会	救急医療における終末期医療に関する提言(ガイドライン)	2007年11月
③	日本医師会	ふたたび終末期医療に関するガイドラインについて(日本医師会第Ⅸ次生命倫理懇談会)	2008年2月
④	全日本病院協会	終末期医療に関するガイドライン	2009年5月
⑤	日本老年医学会	高齢者の意思決定プロセスに関するガイドライン　人工的水分・栄養補給の導入を中心として	2012年6月
⑥	日本救急医学会 日本集中治療医学会 日本循環器学会	救急・集中治療における終末期医療に関するガイドライン～3学会からの提言～	2014年11月

　法律的には延命医療の中止も殺人行為になることがあるというこの横浜地裁判決の傍論に基づいて，警察は捜査を開始した。関係者はいずれも不起訴処分となったが，警察の終末期医療への介入は，医療現場の反発を招いた。

　厚生労働省（厚労省）はこれに対応するため，2007年に「終末期医療の決定プロセスに関するガイドライン」を公表し，日本医師会，各学会もそれぞれガイドラインを作った。「厚労省ガイドライン」は，その後2回の改訂を経ている（表3）。

3．医療としての延命措置の不開始・中止
(1) 法律ではない終末期医療ガイドライン

　厚労省ガイドライン（表3①）は次のようなものであり，その基本は現在も維持されているが，2018年3月の改訂では，「医療」を「医療・ケア」とし，本人が周囲の支援を得ながら，段階的に医療に関する意思形成を行い，周囲にもそのことを伝える作業を行うべきだというアドバンス・ケア・

プランニング（advance care planning：ACP）の考え方を取り入れている。

①延命医療の不開始・中止を含めた患者への医療については，「患者の最善の利益」を指導原理としつつ，その内容を話し合いによって決定する。
②最終決定権者は，患者でも主治医でもなく，「医療・ケアチーム」である。そこが決定することが不可能なときには，「複数の専門家からなる話し合いの場」において決定する。
③決定にあたっては，患者の現実的意思の確認が可能であるときにはそれを基本とするが，必ずしもそれに従う決定をするわけではない。
④その確認が不可能であるとき（推定的意思の認定が可能であるときも含む）には，最善の治療方針（患者の最善の利益）が基準となる。

　厚労省ガイドラインは行政指導の一種であり，法律ではないからこれに違反しても処罰されることはない，これでは患者の権利は医療に対して保護されないという批判があった。他方では，どの程度の死期の近接性があれば延命措置の不開始・中止が許されるのか，不開始・中止しうる措置の内容は何かなどの実質的な要件について何も述べられていない，医療関係者の法的不安定性は前と変わりはないという批判もあった。延命措置の不開始・中止が刑法上処罰される範囲を決めるのは刑法とそれを解釈する裁判所であり，ガイドラインがそれを決定することなどできないから，後者の批判は「無い物ねだり」であるが，これも厚労省ガイドラインが法律ではないことには限界があるということに帰着する。これらの問題は，学会ガイドライン（表3②～⑥）にも共通である。
　以上のようなことから，終末期医療に関する法律を作ろうとする動きもある。
　「尊厳死法制化を考える議員連盟」は，2012年に2案からなる「終末期の医療における患者の意思の尊重に関する法律案」を公表した。これはliving will に法的効力を認めようとするものであるが，大略次のようなも

のである。

①死期が「間近」と判定された状態のときに，
②書面によってなされた延命措置の中止等を希望する旨の意思表示に従ってなされた，
③【第1案】は延命措置の不開始について，【第2案】は延命措置の不開始と中止について，
④法律上の責任を免除する。

案が③の段階で二つに分かれているのは，延命措置の不開始と開始された延命措置の中止との間に倫理的相違があるという一般的な見解を前提にしているためであるが，この点については後に検討する（4.(2)）。

(2) 終末期医療のガバナンス

厚労省ガイドラインの後には，道立羽幌病院事件，射水市民病院事件のような問題が発生することはなくなった。それは，終末期医療の最終決定権を，担当医師一人にゆだねるのではなく，担当医師・看護師・それ以外の医療従事者によって構成される「医療・ケアチーム」にゆだね，それが患者，家族と話し合いながら終末期医療を決定するというプロセスを重視したことによって，医師の独断先行を排除し，終末期医療の決定プロセスをある程度可視化したことにもよるのであろう。事件が起こっていないことは日本における終末期医療の実際が法律的・倫理的に問題がないことを直ちに意味するものではないが，日本の終末期医療のガバナンスのためには，現在は，議員連盟案のような立法の必要はないと思われる[7]。

厚労省の『終末期医療に関する意識調査等検討会報告書』（平成26年3月）は，本人の意思を尊重した「人生の最終段階における医療」を実現するためには厚労省ガイドラインの普及と，医療福祉従事者の資質の向上を含む体制整備が必要であるとし，日本医師会第XIII次生命倫理懇談会答申『今日の医療をめぐる生命倫理—特に終末期医療と遺伝子診断・治療について』（平

成26年3月）も，「法制化の前にリビング・ウィルなど患者の意思を尊重した終末期医療の体制整備と，厚労省や日本医師会などのガイドラインの実効的実施に向けて一層の努力を払うべきである」とした。

「第XV次生命倫理懇談会答申」[8]，「厚労省検討会報告書」[9]においては，終末期医療の法制化は言及されることはなく，終末期の医療・ケアは本人の意思を基本とすべきであり，ACP，かかりつけ医などの地域医療ネットワークによって行われるべきことが提唱されている。

(3) 川崎協同病院事件と最高裁判所

気管支喘息の重積発作により低酸素性脳損傷となった患者（58歳）の担当医が，患者の家族の承諾を得て，患者から気管内チューブを抜管し，事情を知らない看護師に筋弛緩剤を静脈注射させて窒息死させたという「川崎協同病院事件」（表1⑨）が発生したのは1998年であり，事件が明るみに出て，担当医が殺人罪として起訴されたのはそれから4年後の2002年のことであった。東海大学病院事件（表1⑦）と同様，この事件でも筋弛緩剤注射による殺害という積極的安楽死行為が行われていたため，道立羽幌病院事件，射水病院事件のような医療関係者の注目を集めることはなかった。だが，今回の検察官は，東海大学病院事件のときとは異なり，積極的安楽死行為の前になされた抜管行為をも殺人行為として起訴した。このようにして，川崎協同病院事件は初めて延命医療の中止の合法性が問題とされた刑事事件となったのであり，最終的に最高裁は本件被告人・医師の抜管行為も違法な殺人行為であるとしたのである。川崎協同病院事件最高裁決定は，安楽死に関する初めての最高裁判例であるばかりでなく，延命医療の中止について最上級裁判所としての判断を下したものである。

最高裁がまとめた事実経過は次のとおりである[10]。

［事実経過］
(1) 本件患者（当時58歳。以下「被害者」という）は，平成10年11月2日（以下「平成10年」の表記を省略する），仕事帰りの自動車内で気

管支ぜん息の重積発作を起こし，同日午後7時ころ，心肺停止状態で川崎協同病院に運び込まれた。同人は，救命措置により心肺は蘇生したが，意識は戻らず，人工呼吸器が装着されたまま，集中治療室（ICU）で治療を受けることとなった。被害者は，心肺停止時の低酸素血症により，大脳機能のみならず脳幹機能にも重い後遺症が残り，死亡する同月16日までこん睡状態が続いた。

(2) 被告人は，同病院の医師で呼吸器内科部長であったものであり，11月4日から被害者の治療の指揮を執った。被害者の血圧，心拍等は安定していたが，気道は炎症を起こし，喀痰からは黄色ブドウ球菌，腸球菌が検出された。被告人は，同日，被害者の妻や子らと会い，同人らから病院搬送に至る経緯について説明を受け，その際，同人らに対し，被害者の意識の回復は難しく植物状態となる可能性が高いことなど，その病状を説明した。

(3) その後，被害者に自発呼吸が見られたため，11月6日，人工呼吸器が取り外されたが，舌根沈下を防止し，痰を吸引するために，気管内チューブは残された。同月8日，被害者の四肢に拘縮傾向が見られるようになり，被告人は，脳の回復は期待できないと判断するとともに，被害者の妻や子に病状を説明し，呼吸状態が悪化した場合にも再び人工呼吸器を付けることはしない旨同人らの了解を得るとともに，気管内チューブについては，これを抜管すると窒息の危険性があることからすぐには抜けないことなどを告げた。

(4) 被告人は，11月11日，被害者の気管内チューブが交換時期であったこともあり，抜管してそのままの状態にできないかと考え，被害者の妻が同席するなか，これを抜管してみたが，すぐに被害者の呼吸が低下したので，「管が抜けるような状態ではありませんでした。」などと言って，新しいチューブを再挿管した。

(5) 被告人は，11月12日，被害者をICUから一般病棟である南2階病棟の個室へ移し，看護婦（当時の名称。以下同じ。）に酸素供給量と輸液量を減らすよう指示し，急変時に心肺蘇生措置を行わない方針

を伝えた。被告人は，同月13日，被害者が一般病棟に移ったことなどをその妻らに説明するとともに，同人に対し，一般病棟に移ると急変する危険性が増すことを説明した上で，急変時に心肺蘇生措置を行わないことなどを確認した。

(6) 被害者は，細菌感染症に敗血症を合併した状態であったが，被害者が気管支ぜん息の重積発作を起こして入院した後，本件抜管時までに，同人の余命等を判断するために必要とされる脳波等の検査は実施されていない。また，被害者自身の終末期における治療の受け方についての考え方は明らかではない。

(7) 11月16日の午後，被告人は，被害者の妻と面会したところ，同人から，「みんなで考えたことなので抜管してほしい。今日の夜に集まるので今日お願いします。」などと言われて，抜管を決意した。同日午後5時30分ころ，被害者の妻や子，孫らが本件病室に集まり，午後6時ころ，被告人が准看護婦と共に病室に入った。被告人は，家族が集まっていることを確認し，被害者の回復をあきらめた家族からの要請に基づき，被害者が死亡することを認識しながら，気道確保のために鼻から気管内に挿入されていたチューブを抜き取るとともに，呼吸確保の措置も採らなかった。

(8) ところが，予期に反して，被害者が身体をのけぞらせるなどして苦もん様呼吸を始めたため，被告人は，鎮静剤のセルシンやドルミカムを静脈注射するなどしたが，これを鎮めることができなかった。そこで，被告人は，同僚医師に助言を求め，その示唆に基づいて筋し緩剤であるミオブロックをICUのナースステーションから入手した上，同日午後7時ころ，准看護婦に指示して被害者に対しミオブロック3アンプルを静脈注射の方法により投与した。被害者の呼吸は，午後7時3分ころに停止し，午後7時11分ころに心臓が停止した。

最高裁は，(7)の抜管行為は適法であるという弁護人の上告趣意に対して，次のようにいう。

[判旨]

　しかしながら，上記の事実経過によれば，被害者が気管支ぜん息の重積発作を起こして入院した後，本件抜管時までに，同人の余命等を判断するために必要とされる脳波等の検査は実施されておらず，発症からいまだ2週間の時点でもあり，その回復可能性や余命について的確な判断を下せる状況にはなかったものと認められる。そして，被害者は，本件時，こん睡状態にあったものであるところ，本件気管内チューブの抜管は，被害者の回復をあきらめた家族からの要請に基づき行われたものであるが，その要請は上記の状況から認められるとおり被害者の病状等について適切な情報が伝えられた上でされたものではなく，上記抜管行為が被害者の推定的意思に基づくということもできない。以上によれば，上記抜管行為は，法律上許容される治療中止には当たらないというべきである。

　そうすると，本件における気管内チューブの抜管行為をミオブロックの投与行為と併せ殺人行為を構成するとした原判断は，正当である。

　最高裁は適法な延命医療中止についての一般論を展開したわけではない。本決定は，被告人の具体的な行為を違法とした事例判断に過ぎない。しかし，本件抜管行為を違法とした理由として，医師は患者の予後について的確な判断を下せる状況になかったこと，医師によって適切な情報が伝えられないまま得られた抜管についての家族の承諾は患者の「推定的意思」に基づくものとはいえないことを挙げているのは，被告人の行為は，患者の診断，患者家族とのコミュニケーションの両面において終末期医療のスタンダードを逸脱していることを指摘するものであり，本最高裁判例の2年前に出ていた厚労省ガイドライン（表3①）と同様の，「終末期医療の決定プロセス」に関する良きプラクティスを標準とする考え方と同様の思考である。

　一審（横浜地裁），二審（東京高裁）は，医師の行為を合法としうる原理として患者の自己決定権，医師の治療義務を議論するが，結局，死期が切

迫していたとは認められないという理由で抜管行為を違法としている。ここには，どの程度の患者の生命の短縮が，どのような理由で許されるかという，伝統的な刑法の議論の仕方がある。これに対して最高裁は，医療の適切さを基礎とした議論を前提にしていたということになる。最高裁は，抜管が許されない理由として，「回復可能性や余命について的確な判断を下せる状況にはなかった」ことをいうが，一・二審判決のように，死期が迫っていなかったということ（「疑わしきは被告人の利益に」という刑事責任の立証原則からするなら，このように認定できたかについては，実は疑わしいものがあった）をいってはいない。最高裁は，一種のパラダイムの転換を行ったのである。

4．胃ろうと認知症高齢者
(1) 胃ろうの適応性

　胃ろう（percutaneous endoscopic gastrostomy；PEG）は，患者に身体的苦痛を与えることの少ない優れた栄養補給法であるとされている。しかし，高齢の認知症患者の胃ろう造設については，本人の意思の確認が困難であることとともに，その適応性に問題が指摘されている。高齢者の胃ろうは過剰であり，そのQOLを侵害しているのではないか，というのである。

　2012年に行われた調査[11]によると，高齢者に対する胃ろう造設は，本人・家族についての説明はかなり行われているが，その適応性を十分評価することなしに行われることがあるという。胃ろう造設前に摂食・嚥下機能評価を実施した例は57.1％，実施していない例が22.9％である。病院として「原則全ての事例に対して実施する」と回答したものは25.8％，「実施する事例，しない事例がある」が50.2％，「実施しない事例が多い」が22.2％である。意識レベルの低い患者については，評価を実施している割合が低い傾向がある。

　胃ろうは，もともと経口摂取ができなくなった患者が，それができるようになるまでの措置として，また，経口摂食による誤飲・誤嚥を回避するための措置であったという。胃ろうを造設しても唾液や吐き戻したものを

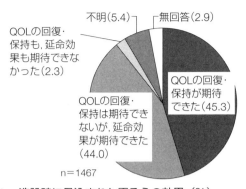

図1 造設時に見込まれた胃ろうの効果（%）
出典：医療経済研究機構「胃ろう造設及び造設後の転帰等に関する調査研究事業報告書」[11]

誤嚥し肺炎を起こすことはあるという。いずれにせよ，胃ろう造設前に，患者の経口摂取の訓練，胃ろうのリスク，再度経口摂食に戻ることの可能性などを総合的に評価することが必要である。

同じ調査によると，経口摂食に戻る可能性があった胃ろう造設は23.4%に過ぎない。しかし，認知症の後期高齢者が経口摂食に戻る可能性のない場合でも，その延命のために胃ろうを造設することを一概に否定すべきではないと思われる。問題は，「QOLの回復・保持も，延命効果も期待できなかった」場合が2.3%，「QOLの回復・保持は期待できないが，延命効果が期待できた」場合が44.4%であったということである（以上については，図1参照）。

後期高齢者のQOLは本人の立場から見た最善の利益であるのだから，厚労省ガイドラインの考え方に従った胃ろう造設前の「評価」が行われるべきであろう。

(2) 延命医療の不開始と中止

胃ろうを造設した後で患者のQOLを考慮して，胃ろうを撤去し延命医療を中止することも，それが適切な医療である以上許されることである。日本老年医学会のガイドライン（表3⑤）は，延命も胃ろう適用の一つで

あることを前提にしたうえで，胃ろうを含めた AHN の中止等について次のように述べる。

　AHN 導入後も，継続的にその効果と本人の人生にとっての益を評価し，(1) 経口摂取が可能となったので，AHN 離脱可能である場合，または，(2) 全身状態の悪化により延命効果が見込まれない，ないしは必要な QOL が保てなくなるなどの理由で，本人にとって益とならなくなった場合，益となるかどうか疑わしくなった場合，AHN の中止ないし減量を検討し，それが従来のやり方を継続するよりも本人の人生にとってより益となる（ましである）と見込まれる場合は，中止ないし減量を選択する。

　日本では延命医療の不開始は許容されるときはあるが，すでに開始された延命医療の中止は許されないという理解がいきわたっている。議員連盟案が延命医療の不開始だけを免責する【第 1 案】と中止も同等とする【第 2 案】に分かれていたことはすでに見たとおりである (1. (2))。
　だが，適切な医療を実行する義務は，延命医療の開始に関してと同様，その継続に関しても同じように存在する。もし延命医療が患者にとって不適切であればそれを開始する義務はなく，開始された延命医療も不適切であることが判明した時点ではそれを維持する義務はない。終末期医療の現場においては，継続している延命医療を打ち切ることには，その不開始についてよりは心理的抵抗が強いことは事実である。しかしその理由は，開始された延命医療の中止については，開始したときより考慮すべきことが増えていて，医師はそれらを慎重に考量し決断しなければならないという事情があるからである。医師はまず救命のために行為する。そこではしばしば延命医療の適切性を考えている時間的余裕はない。しかし延命医療が始まり，患者の病状と延命医療の効果を考えることができるようになったときには，今度は慎重にならざるをえないのである。
　このように考えるなら，むしろ，許される延命医療の不開始はその中止

より限定された場合についてだけ認められるものであり,「不開始は一般的に許容されるが,中止は例外的にのみ許容される」という命題は,医療的に見るなら,むしろ倫理的でないということになるであろう。「治療を開始したら止められなくなるから最初から治療をしない」と医療者たちが考えるようになるということは,避けなければならない。とくに,その適応性について十分に評価することなく胃ろうの造設がなされる傾向があるわが国においては,このことを認識しておかなければならないと思われる。

参考文献

①医療経済研究機構:第19回シンポジウム「よりよいエンド・オブ・ライフのための医療・介護の連携に向けて—胃ろう調査のデータも見ながら—」記録集, 2013.
②大島伸一ほか:厚生労働科学研究費補助金 地域医療基盤開発推進研究事業「在宅拠点の質の向上のための介入に資する,活動性の客観的評価に関する研究」平成25年度 総括・分担研究報告書, 2014.
③町野朔:生と死,そして法律学. 信山社, 2014.

注

1. 日本医師会生命倫理懇談会:超高齢社会と終末期医療(第XV次生命倫理懇談会答申), 2017年11月.
2. 日本医師会:終末期医療 アドバンス・ケア・プランニング(ACP)から考える, 2018.
3. Lunney J. R., Lynn J., and Hogan C.: Profiles of older medicare decedents. *Journal of American Geriatrics Society* 50: 1108, 2002.
4. 「高齢者の終末期の医療およびケア」に関する日本老年医学会の「立場表明」2012.
5. 横浜地判平成7年3月28日判例時報1530号28頁. 以下,東海大学病院事件に関する判決の引用は,この判例集から行う.
6. 横浜地裁は,延命医療の中止・間接的安楽死・積極的安楽死のそれぞれについて,それが合法となる一般的要件について述べている.

7. 韓国では「ボメラ事件」(1997年) に関する刑事判決が，いったん開始した医療を中止すると処罰されるという誤解を医療者たちに与えたため，立法に向かうことになったという．趙晟容「韓国における終末期医療に関する判例と立法の動き」(刑事法・医事法の新たな展開〔町野朔先生古稀記念〕下巻，信山社，2014，147頁) 参照．日本ではこのような状況は存在しない．
8. 注1参照．
9. 人生の最終段階における医療の普及・啓発の在り方に関する検討会：人生の最終段階における医療・ケアの普及・啓発の在り方に関する報告書，平成30 (2018) 年3月．
10. 以下の引用は最高裁刑事判例集刑集6巻11号1899頁による．
11. 医療経済研究機構：平成24年度 老人保健事業推進費等補助金 老人保健健康増進等事業「胃ろう造設及び造設後の転帰等に関する調査研究事業報告書」，平成25 (2013) 年3月，iv-vi頁；29-51頁．

おわりに

　認知症に関連した社会・心理学的課題をテーマとする 14 本の研究論文を掲載した。これらの研究は，編者の 1 人である松下正明東京大学名誉教授が企画し，生存科学研究所の助成を受けて行われたものである。認知症の高齢者やその家族を支援するための医療，介護，法制度に関する研究で，様々な立場からこの問題に切り込んでいる。

　「はじめに」にあるとおり，今日，日本は，これまで体験したこのない超高齢社会を迎えている。現代日本社会の問題は，平均寿命の伸長による高齢者の増加だけではなく，それと並行して起こっている少子化の進行に歯止めがかからないことである。戦後日本は，2 度のベビーブームを経験した。1 度目は終戦直後の 1947 ～ 1949 年をピークとする。2 度目は，1971 ～ 1973 年，いわゆる団塊ジュニアが結婚，出産年齢に差し掛かった時期である。日本の誤算は，団塊ジュニア世代の出産適齢期に対応した，第三次ベビーブームによる出生数の回復がまったく見られなかったことである。このことによってわが国の人口ピラミッドの形はメリハリを失って，将来の出生数回復を期待することができなくなった。すなわち，私たちが，これから迎えようとする少子高齢社会は，今後，かなり長期にわたって日本社会の基本的な構造となる可能性が高い。いかなる方法を講じても，わが国の少子高齢社会の現実は，当面，厳しくなることはあっても改善する可能性はないという覚悟を決めて，目の前の問題に取り組む必要がある。

　井藤の研究は，「認知症になっても，住み慣れた地域の良い環境で過ごすべきだ」というという厚労省のうたい文句がむなしく響く厳しい社会環境が，ごく普通に広がっている現状を明らかにしている。研究のフィールドは大都会ではあるが，同様の問題は過疎が進んで地方でも形を変えて存在する。非常に熱心な家族介護者に支えられた地域介護は，一人の善意に

大きく依存するために，その介護者に何かが起これば一気に崩壊するという脆弱性をはらんでいる。高齢化と並行する世帯規模の縮小は，こうした脆弱性を必然的に社会にもたらす。老々介護，あるいは，精神障害のある子供を支えてきた老親の認知症発症は，親子二人の生活を崩壊に至らしめる。先に述べたように，第三次ベビーブームを幻に終わらせた団塊ジュニアの子ども世代の中には，現在中年となって，独身のまま親世代に依存している人が少なくない。心身の障害がなくとも，社会参加が十分にできず，結婚することもなく親と同居し，自立できぬまま中年を迎えたこの世代が，今後，徐々に高齢者の年代に差し掛かってくれば，現在の高齢者以上に脆弱な生活基盤しかもたない高齢層が出現する。こうした年齢階層の存在は，これからの日本社会にとって大きなリスクとなる。

　高齢者の権利を守るための法制度は，家族の支援が薄い高齢者の社会生活を支えるために必要なものである。しかしながら，法律は，常に両刃の剣であって，一つ間違えれば，個人の権利を制限することにつながる。法律だけで人権を守ることなどできはしない。2000年に行われた成年後見制度の改革において，法務省は，ノーマライゼーションの自己決定の尊重を制度の理念とした。しかしながら，成年後見制度の中に，こうした理念を実現するための具体的な制度変更がなされたわけではない。政府は，2016年の成年後見利用促進法によって，成年後見制度の利用を促し，認知症高齢者の権利を擁護するというが，その効果ははなはだ疑わしい。

　さて，人口の高齢化と認知症の問題は切っても切れない関係にある。高齢になるほど認知症の発症リスクが高くなり，有病率も高くなる。「はじめに」において松下名誉教授は，「人間は超高齢になると，必然的に認知機能の低下がみられるようになり，その程度が度を超すとアルツハイマー型認知症と称される状態に移行する」と述べた。認知症の医療化を推し進めてきた医学界にとって，これは大きなパラダイムシフトである。病気であれば治療しなければならない，予防しなければならない。しかし，老化のプロセスの必然であるとするなら，これを医学の力で完全に制圧しようと考えることは無謀な試みだといわざるをえない。超高齢者に出現するア

ルツハイマー病については，医療の役割を限定的なものとし，加齢に伴う心身の障害を抱えていても安全に，安心して暮らせる社会の創造を目指すことに政策の力点を置くべきであろう。40代，50代で発症する若年型認知症を別にすれば，認知症問題の脱医療化とでもいうべき考え方の転換が必要かもしれない。

　医学は，命を脅かす身体の変化を克服すべく，何世紀もの間，戦い続けてきた。その結果，人間は，生殖機能を失った後もなお，長く続く寿命を獲得した。がんや脳血管障害に対する治療法の飛躍的進歩の結果，人間はめったなことでは死ななくなった。もちろん，医学だけではない。戦後，日本の社会は，教育と医療福祉政策によって，国民の健康を増進し，平均寿命を延ばしてきた。ある意味で，認知症の増加は，そうした進歩の結果だといえないわけではない。団塊の世代の孫たちが，第三のベビーブームを引き起こすことができなかったのも，私たちが目指した効率的な経済構造改革の結果である。私たちは，この困難な事態を目の当たりにして嘆いてばかりもいられない。自分たちの手で引き寄せた困難に立ち向かうために，学問の垣根を超えた柔軟な対応が求められている。この書物を，そうした試みの一つと評価していただければ望外の幸せである。

　本書の出版にあたり，日本評論社永本潤さんに多大なご支援をいただいた。また，東京都立松沢病院院長秘書鈴木真理子さんには，文章の推敲，校正など様々な段階でお手伝いをいただいた。お二人のご支援に心からお礼を申し上げたい。

齋藤　正彦

初出一覧

第1部 地域在住高齢者の精神医学的状況
第1章
井藤佳恵，杉山美香，粟田主一：「見守り支援事業」がハイリスク高齢者の精神的健康度の維持・向上に寄与する可能性について—「情緒的ソーシャルサポートを基盤とした支援—被支援関係の構築」．生存科学 26(1): 261-268, 2015.

第2章
井藤佳恵，杉山美香，粟田主一：認知症高齢者の精神的健康度の維持・向上に寄与する要因の検討．生存科学 27(1): 203-211, 2016.

第3章
岡本希：地域在住高齢者における認知機能障害と歯周病との関連．生存科学 25(2): 161-165, 2015.

第2部 認知症ケアと家族
第4章
扇澤史子，古田光，岡本一枝，白取絹恵，畠山啓，今村陽子，市川幸子，齋藤久美子，須田潔子，菊地幸子，萩原寛子，三瀬耕平，福島康浩，竹部裕香，粟田主一，井藤佳恵，岡村毅，松下正明：認知症家族介護者の介護負担感の特徴とその関連要因—地域包括ケアシステムにおける認知症アセスメントシート（DASC）による検討．生存科学 25(1): 187-194, 2014.

第5章
扇澤史子，粟田主一，古田光，岡本一枝，白取絹恵，畠山啓，今村陽子，市川幸子，齋藤久美子，井藤佳恵，須田潔子，菊地幸子，岡村毅，萩原寛子，福島康浩，竹部裕香，松下正明：認知症家族介護者の介護負担感の特徴とその関連要因2—認知症アセスメントシート（DASC）とソーシャルサポートに着目した検討．生存科学 26(1): 233-242, 2015.

第3部 これからの認知症医療
第6章
上野秀樹：認知症の人に対する精神科アウトリーチサービスの検討．生存科学 25(1): 207-219, 2014.

第7章
藤本直規，奥村典子：認知症診断後，空白期間なく本人・家族を支える非薬物療法—もの忘れカフェの様々な取り組み（認知症医療と介護の心理社会的研究）．生存科学 25(1): 159-171, 2014.

第8章
奥村典子，藤本直規：若年認知症の人と高齢軽度認知症の人が就労する「仕事の場」のブランチ作りと，他の障がいをもった人や社会とのつながりをもちにくい若者などの社会復帰の場にする試み．生存科学 26(1): 285-295, 2015.

第4部　若年性認知症
第9章
駒井由起子，国府幹子，野々山陽子，森田絵里：「若年性認知症に対する相談支援ツール」作成のための研究．生存科学 25(1): 195-205, 2014.
第10章
駒井由起子，野々山陽子，森田絵里：「若年性認知症に対する相談支援ツール」作成のための研究―若年性認知症支援コーディネーターによる相談支援について．生存科学 26(1): 243-259, 2015.

第5部　認知症医療・ケアにおける法的支援
第11章
斎藤正彦：高齢者の意思能力―法律的判断と医学的判断の関係．生存科学 22(B): 91-101, 2012.
第12章
松田修：成年後見制度における高齢者の判断能力判定に関する心理学的研究―階層分析法による高齢者の意思決定過程の分析とワーキングメモリ負荷条件下における時間的プレッシャーの有無が判断課題の成績に与える影響の検討．生存科学 22(B): 103-114, 2012.
第13章
斎藤正彦：高齢者の安全を守る成年後見制度等の活用について．生存科学 24(B): 61-70, 2014.
第14章
町野朔：認知症高齢者の終末期医療と法律―延命医療の不開始・中止をめぐって．生存科学 26(1): 269-283, 2015.

上記以外はすべて書き下ろし

索　引

●欧語：アルファベット順

ACP（advance care plannig）　212
ADL（Activities of Daily Living）　28, 72, 79, 128, 142, 147, 148
　身体的―　40, 41, 42, 43, 44, 45, 48, 49, 51, 53, 56
AHN（artificial hydration and nutrition）　202-203, 220
AHP 理論　179
Apolipoprotein E ε 4　32
BPSD（Behavioral and Psychological Symptoms of Dementia）　46, 97, 128, 142, 146, 147, 148, 149, 151
CDR（Clinical Dementia Rating）　3, 6, 16, 19, 24, 40, 49
CI　177
COGNISTAT　163, 164, 165, 166, 168, 169
DASC（Dementia Assessment Sheet in Community-based Integrated Care System）　39, 40, 41, 42, 43, 44, 46, 48, 49, 51, 52, 54
DASC-20　42
DASC-21　42
FAB（Frontal Assessment Battery）　163, 164, 178
GDS（Geriatric Depression Scale short version）　29
HDS-R（Hasegawa Dementia Scale-Revised）　40, 42, 49, 163, 164, 165, 178
IADL
　家庭外―　40, 41, 42, 43, 44, 45, 48, 49, 51, 53, 54, 56
　家庭内―　40, 42, 43, 44, 49, 51
IL-6　33

IL-β　33
J-ZBI_8　40, 41, 42, 46, 49, 50, 51, 52, 57
living will　212
MMSE（Mini Mental State Examination）　6, 16, 19, 29, 30, 31, 40, 49, 51, 52, 167
N-ADL スケール　164
NM スケール　164
NPI（Neuropsychiatric Inventory）　128
PEG（percutaneous endoscopic gastrostomy）　218
Personal strain　41, 43, 45, 51, 52, 54, 56
QOL（Quality of Life）　5, 15, 202, 218, 219, 220
Role strain　41, 43, 44, 45, 51, 52, 53, 56
TNF-a　33
WAIS-R　164, 165, 166, 167, 169
WAIS-III　182, 184
well-being　15
WHO（World Health Organization）　15
WHO-5　→日本語版 WHO-5 簡易版
WMS-R　167
Zarit 介護負担尺度日本語版短縮版　40, 46, 49, 57　→ J-ZBI_8 も参照

●邦語：五十音順

《あ行》

アドバンス・ケア・プランニング　→ ACP も参照　211-212
アナログ研究　182, 185, 186
アミロイドイメージング　33
アルコール関連障害　77
アルコール精神病　72, 73, 74
アルツハイマー型認知症　28, 29, 32, 33,

229

41, 50, 64, 70, 73, 74, 75, 78, 81, 84, 86,
　　91, 122, 135, 163, 164, 165, 166, 167,
　　168, 169, 172
暗算問題　183
安楽死　203, 204, 206
　　間接的―　210
　　積極的―行為　210, 214
意思決定　176, 181, 187
　　―過程　175, 176, 177
意思能力　159, 160, 163, 172, 174
医師の診断書　162
射水市民病院事件　210, 213, 214
医療・介護サービス　3, 4
医療・ケアチーム　212, 213
医療保護入院　76
胃ろう　218, 219, 220, 222　→PEGも
　　参照
上野流認知症見立て塾　83
うつ病　74, 75, 77, 81, 140
延命医療　202, 207, 210, 217, 219, 220
　　―の不開始・中止　203, 211, 212
延命措置　203
オレンジプラン　61, 85

《か行》
介護型有料老人ホーム　196, 198, 199
介護者　128
　　―負担　128
　　健康な―　10, 11
介護負担　148
　　―感　39, 48, 54, 55, 57
介護保険　131, 141, 146, 154, 189, 190,
　　200
　　―サービス　10, 20, 25, 100, 101, 117,
　　131, 154
　　―制度　125, 126, 159
海上寮療養所　64, 65, 75, 78
階層分析法　177
改訂長谷川式簡易知能評価スケール
　　40, 49, 178　→HDS-Rも参照

解離性障害　74
家事審判規則　161, 200
家庭外IADL　→IADL
家庭裁判所　162, 170, 173, 191, 192, 195,
　　199
家庭内IADL　→IADL
川崎協同病院事件　214, 215
間接的安楽死　→安楽死
鑑定書　172, 190, 191
危機回避機能　69
期待値問題　183
虐待　201
居住支援　5
居宅介護支援事業所　123, 136, 153, 154
禁治産　159
　　準―　159
空白期間　86, 98, 101, 102, 117
ケアマネ連絡会　65
経口摂食　218, 219, 220
軽度記憶障害　30, 31, 32
軽度認知障害　29, 41, 46, 50, 61, 91, 170
刑法　203
激越型うつ病　→うつ病
血管性認知症　41, 50, 71, 73, 74, 75, 91,
　　135, 163, 165, 166, 167, 169
健康な介護者　→介護者
権利擁護事業　9
権利擁護制度　126, 127
後見　159, 160, 161, 171, 172, 190, 191,
　　192, 193
　　―類型　162, 163, 170, 173, 189, 200
　　公的―　160
後見人人選　195
公的後見　→後見
行動・心理症状　67, 68, 69, 77
　　→BPSDも参照
高齢者の権利擁護　177
厚労省ガイドライン　212
厚労省検討会報告書　214
雇用保険　145, 154

230

混合型認知症　41, 50, 73, 74, 163
「今後の認知症施策の方向性について」
　3
困難事例化　3, 4, 5, 6, 9, 13

《さ行》
最高裁判所　161, 189, 194, 195, 200, 217,
　218
最高裁判例　214
財産横領事件　194, 195, 200, 201
財産行為　174
催眠商法　175
殺害行為　203
殺人　210
　—行為　211
　—罪　206, 214
滋賀県若年認知症コールセンター　95,
　96, 97, 102-103
滋賀県若年認知症地域ケアモデル事業
　104, 105, 106, 116
滋賀県地域若者サポートステーション
　104, 112, 113, 116
滋賀認知症ケアネットワークの会　98
時間的なプレッシャー　175, 176, 177,
　181, 183, 186
自己決定権　76, 193, 217
仕事の場　86, 87, 90, 91, 93, 98, 99, 100,
　101, 102, 104, 105, 107, 109, 111, 112,
　113, 115, 116, 117
歯周病　28, 33, 34
施設への往診　73
自然死　203, 210
自宅への訪問　72
疾病手当金　126, 127, 139, 145, 154
社会貢献型後見人　190
若年(性)認知症　86, 87, 90, 91, 93, 94,
　97, 99, 101, 102, 104, 105, 108, 109, 110,
　111, 112, 114, 115, 116, 117, 121, 122,
　124, 125, 126, 128, 129, 130, 131, 132,
　133, 134, 140, 143, 147, 149, 151, 152,

154, 155, 156
若年性認知症ケアモデル事業　121
若年性認知症支援コーディネーター
　122, 130, 132, 134, 136, 138, 139, 140,
　142, 149, 152
若年性認知症専門サービス　147, 153,
　154
若年性認知症総合対策推進事業　121
若年性認知症相談支援マニュアル　121,
　134
若年認知症支援者見える化事業　111,
　112
終末期医療　202, 210, 211, 212, 213, 214,
　220, 222
　—の決定プロセスに関するガイドライ
　ン　211
終末期の医療における患者の意思の尊重
　に関する法律案　212
重要度指標　177, 180, 181
就労　129, 150, 154
　—支援　150, 151, 153
主観的情緒的ソーシャルサポート　3, 5,
　6, 7, 8, 12, 17, 20, 21, 24
腫瘍壊死因子　→TNF-α
準禁治産　→禁治産
準植物状態　→植物状態
障害者就労支援機関　144, 146, 154
障害者の収容施設　69
障害者福祉サービス　153, 154
障害者福祉手帳　139, 140, 154
障害年金　126, 127, 131, 139, 144, 145,
　154
障害の社会モデル　66, 67
ショートステイ　72, 74
植物状態　161, 191, 200, 215
　準—　191, 200
自立支援医療　126, 127, 139, 145, 154
事理弁別能力　161, 174
新オレンジプラン　48, 57
人権　162, 193

―侵害　193
人工呼吸器　202
進行性核上性麻痺　81
人工的水分・栄養補給法　202
　　→AHNも参照
身上監護　189, 190, 200
　　―義務　161, 193, 195, 200, 201
　　―権　194, 201
身上配慮義務　199
人生の最終段階における医療　213, 222
身体機能障害　66
身体拘束　64
身体的ADL　→ADL
身体とこころの居場所　88
診断機能　72
診断書　162, 174, 190, 191, 192, 193, 196, 197, 198
　　成年後見―　199
心理教育　46, 48, 55, 56
数量限定　181
生活支援　5
　　―センター　93, 116
生活障害　66, 67, 79, 80, 81
整合度　→CIも参照　177
　　―指標　177, 180, 181
精神科医療アウトリーチサービス　61, 64, 69-70, 71, 72, 73, 76, 77
精神科入院回避機能　71
精神科訪問診療　69
精神鑑定　161, 162, 170, 171, 174, 190, 192, 193, 198, 199, 200, 201
精神性発汗　184
精神的健康度　3, 5, 6, 7, 10, 11, 12, 13, 15, 18, 20, 21, 22, 24, 25, 26, 27
精神発達遅滞　160
成年後見　201
　　―鑑定　201
　　―診断書　→診断書
　　―制度　159, 160, 173, 174, 177, 189, 190, 191, 192, 193, 196, 197, 200, 201

　　―人　194, 195, 196, 201
成年被後見人　194, 196, 201
積極的安楽死行為　→安楽死
遷延性意識障害　191
前頭側頭型認知症　73, 91, 143, 147, 148, 163
前頭側頭葉変性症　81, 122, 135
前頭葉機能検査　178　→FABも参照
せん妄状態　73, 74, 75, 77, 80, 85
相続財産保全　196
ソーシャルサポート　48, 49, 50, 52, 53, 54, 56
尊厳死　203, 210

《た行》
第三者後見人　189, 190
大脳皮質基底核変性症　81
代理権　160, 171, 196
多重介護世帯　5
多職種連携の会　86, 87, 104
多数歯欠損　31, 32, 33, 34
多発性脳梗塞　71
地域福祉権利擁護事業　168, 172
地域包括ケアシステム　39, 46, 57
　　―における認知症アセスメントシート　40, 48　→DASCも参照
地域包括支援センター　12, 62, 63, 70, 97, 123, 136, 137, 139, 141, 142, 143, 146, 153, 154, 155
知的障害　73
デイサービス　86, 110
同意権　160, 171, 172, 193
東海大学病院事件　204, 210, 214
東京都若年性認知症総合支援センター　121, 122, 126, 134, 135, 155
統合型のケア　102
統合失調症　73, 74, 81, 160, 163, 164
頭部外傷　163
道立羽幌病院事件　210, 213, 214
特別養護老人ホーム　78

取り消し権　160, 171, 172

《な行》

日常生活動作　28　→ ADL も参照
日本医師会生命倫理懇談会　202
日本医師会第Ⅷ次生命倫理懇談会答申『今日の医療をめぐる生命倫理—特に終末期医療と遺伝子診断・治療について』213, 214
日本語版 WHO-5 簡易版　6, 13, 18, 20, 24, 26, 27
日本老年医学会「立場表明 2012」　202
任意後見監督　189
任意後見制度　159
認知機能障害　67, 68, 70, 79, 80, 81, 92, 100, 101, 117
認知症施策推進総合戦略　48, 57　→新オレンジプランも参照
認知症施策推進5カ年プラン　61　→オレンジプランも参照
認知症初期支援施策　61
認知症初期集中支援チーム　77
認知症対応グループホーム　74
認知症の医療とケア連携 IN 守山野洲　98, 103
年金事務所　154
脳炎後遺症　163
脳血管性認知症　→血管性認知症

《は行》

パーキンソン病に伴う認知症　74
ハイリスク高齢者　3, 4, 5
白内障ゴーグル　179
歯の喪失　28, 29, 33
判断課題　186
判断能力判定　174, 177
ピア・カウンセリング　86, 94
皮膚電位反応　184
福祉事務所　62
振り込め詐欺　175, 187

法則性問題　183
法と精神医療学会　192
訪問販売　175
　—詐欺　179
保健センター　62, 143, 153, 154
保佐　159, 160, 161, 171, 172, 190, 191
　—類型　162, 163, 167, 173, 189
補助　159, 160, 161, 168, 172
　—類型　189
ポメラ事件　222
本人・家族交流会　86, 87

《ま行》

見守り支援事業　3, 4, 5, 6, 7, 9, 10, 12
無歯顎　30, 31, 32, 33, 34
メモリーエイド　90
妄想性障害　72, 73, 74, 77
物盗られ妄想　9, 71, 81
もの忘れカフェ　86, 87, 88, 89, 90, 98, 99, 100, 101, 102, 107, 117
もの忘れサポートセンター・しが　95, 96, 97, 102
問題商法　175, 176, 178

《や行》

夜間せん妄状態　71
養護老人ホーム　74, 110

《ら行》

リビング・ウィル　214　→ living will も参照
レビー小体型認知症　41, 50, 64, 73, 74, 122, 135
レビー小体病　81
老齢年金　131
老老介護世帯　4, 9

《わ行》

ワーキングメモリ　176, 177, 181, 183, 184, 185, 186, 187

著者紹介 [五十音順]

粟田主一（あわた しゅいち）
地方独立行政法人 東京都健康長寿医療センター研究所 自立促進と精神保健研究チーム 研究部長

井藤佳恵（いとう かえ）
東京都立松沢病院 精神科 医長

今村陽子（いまむら ようこ）
地方独立行政法人 東京都健康長寿医療センター 精神科 主任

上野秀樹（うえの ひでき）
千葉大学医学部附属病院 地域医療連携部 特任准教授

扇澤史子（おうぎさわ ふみこ）
地方独立行政法人 東京都健康長寿医療センター 精神科 次席

岡本 希（おかもと のぞみ）
国立大学法人 兵庫教育大学大学院 人間発達教育専攻 准教授

岡本一枝（おかもと かずえ）
地方独立行政法人 東京都健康長寿医療センター 精神科 主任

奥村典子（おくむら のりこ）
医療法人 藤本クリニック デイサービスセンター 所長

駒井由起子（こまい ゆきこ）
特定非営利活動法人 いきいき福祉ネットワークセンター 理事長，
東京都若年性認知症総合支援センター センター長

齋藤正彦（さいとう まさひこ）
東京都立松沢病院 院長

杉山美香（すぎやま みか）
地方独立行政法人 東京都健康長寿医療センター研究所 自立促進と精神保健研究チーム 研究員

藤本直規（ふじもと なおき）
医療法人 藤本クリニック 理事長

古田 光（ふるた こう）
地方独立行政法人 東京都健康長寿医療センター 精神科 部長

町野 朔（まちの さく）
上智大学名誉教授，上智大学生命倫理研究所 客員研究員，川崎医療福祉大学 客員研究員

松下正明（まつした まさあき）
東京大学名誉教授，公益財団法人 生存科学研究所 副理事長

松田 修（まつだ おさむ）
上智大学 総合人間科学部 心理学科 教授

「生存科学叢書」刊行にあたって

　公益財団法人 生存科学研究所は故武見太郎の理念である「生存の理法」をモットーとして、人類の生存の形態ならびに機能に関する総合的実践的研究によって人類の健康と福祉に寄与すべく設立されました。そこでは、生命科学、医学・医療、看護学など医科学、哲学、倫理学、宗教学、史学、文学、芸術など人文学、法学、社会学、経済学など社会科学、生態学、環境科学など自然科学、それら諸科学の学際的な討論によって人間科学を新たに構築し、総合的な生存モデルの確立を図ることを目的としています。

　生存科学研究所はその先端的かつ基本的研究活動と成果を広く他学問領域と共有し、また一般社会にもその理念と活動を啓発すべく、学術機関誌「生存科学」を刊行してきました。多年にわたる研究成果と啓発活動により、日本学術会議協力学術研究団体に指定され、「生存科学」誌は時代と社会の課題を発掘、先導する学術誌として高い評価を得ています。本「生存科学叢書」は「生存科学」誌を中心に展開されてきた研究所の知的かつ実践的成果を広く社会に問いかけようとするものです。

　人間、人類にとって望ましい生存様態をいかに構想し、実現していくか、人類の生存の場と質が根本から問い直されている現代にあって、生存科学は基礎人間科学として、時代の状況を切り拓く先端総合学として、ますますその理念の発揚が求められています。「生存科学」誌で研鑽され、蓄積された先鋭的問題意識と成果をベースに、本叢書は、さらに公益に資するべく視野を広げたテーマ、論考を地道にかつ実践的に問いかけていきます。今後引きつづき展開される総合人間学シリーズにご理解をいただくとともに、ご支援をお願いいたします。

　2018年4月
　　　公益財団法人 生存科学研究所
　　　　〒104-0061　東京都中央区銀座 4-5-1 聖書館ビル
　　　　http://seizon.umin.jp/index.html

編著者紹介

松下正明(まつした まさあき)
1937年生まれ。1962年東京大学医学部医学科卒業,1963年同大学医学部精神医学教室大学院入学。東京都立松沢病院医員,東京都精神医学総合研究所研究員を経て,1987年横浜市立大学医学部精神医学教室教授。1990年東京大学医学部精神医学教室教授。1998年東京都精神医学総合研究所所長。2001～2006年東京都立松沢病院院長,2009～2015年地方独立行政法人東京都健康長寿医療センター理事長。現在,東京大学名誉教授,公益財団法人生存科学研究所副理事長。主な著書に『高齢社会と認知症診療』(弘文堂),『ピック病—二人のアウグスト』(共著,医学書院)があるほか,著書・編著書,論文多数。

齋藤正彦(さいとう まさひこ)
1952年生まれ。1980年東京大学医学部医学科卒業,東京都立松沢病院精神科医員。1991年東京大学医学部精神医学教室講師。1998年慶成会老年学研究所を設立。青梅慶友病院副院長,よみうりランド慶友病院副院長,翠会和光病院院長を歴任。2012年東京都立松沢病院院長,現在に至る。日本精神神経学会専門医,精神保健指定医,医学博士。主な著書に『親の「ぼけ」に気づいたら』(文春新書),『家族の認知症に気づいて支える本』(小学館)などがあるほか,著書・編著書,論文多数。

生存科学叢書

認知症医療・ケアのフロンティア

2018年9月30日	第1版第1刷発行
編著者	松下正明・齋藤正彦
発行者	串崎 浩
発行所	株式会社日本評論社
	〒170-8474 東京都豊島区南大塚3-12-4
	電話 03-3987-8621(販売)-8601(編集)
	https://www.nippyo.co.jp/
	振替 00100-3-16
印刷所	平文社
製本所	松岳社
装 幀	銀山宏子

検印省略 © M. Matsushita, M. Saito, The Institute of Seizon and Life Sciences 2018
ISBN978-4-535-98469-1 Printed in Japan

JCOPY 〈(社)出版者著作権管理機構 委託出版物〉
本書の無断複写は著作権法上での例外を除き禁じられています。複写される場合は,そのつど事前に,(社)出版者著作権管理機構(電話 03-3513-6969,FAX 03-3513-6979,e-mail: info@jcopy.or.jp)の許諾を得てください。また,本書を代行業者等の第三者に依頼してスキャニング等の行為によりデジタル化することは,個人の家庭内の利用であっても,一切認められておりません。